高等医药院校创新教材
供临床医学、医学检验技术专业研究生、本科生使用

实用血液学图谱

主　编　管洪在　刘成玉

编　者（以姓氏笔画为序）
邓小燕（广州医科大学）
刘成玉（青岛大学）
杨　颉（青岛大学）
吴春梅（青岛大学）
张亚丽（北华大学）
林东红（福建医科大学）
孟秀香（大连医科大学）
胡王强（温州医科大学）
郭小芳（青岛大学）
管洪在（青岛大学）

人民卫生出版社

图书在版编目（CIP）数据

实用血液学图谱/管洪在,刘成玉主编. —北京：
人民卫生出版社,2019
ISBN 978-7-117-28459-2

Ⅰ.①实… Ⅱ.①管…②刘… Ⅲ.①血液学-图谱
Ⅳ.①R331.1-64

中国版本图书馆 CIP 数据核字（2019）第 084300 号

| 人卫智网 | www.ipmph.com | 医学教育、学术、考试、健康，
购书智慧智能综合服务平台 |
| 人卫官网 | www.pmph.com | 人卫官方资讯发布平台 |

实用血液学图谱

主　　编：管洪在　刘成玉
出版发行：人民卫生出版社（中继线 010-59780011）
地　　址：北京市朝阳区潘家园南里 19 号
邮　　编：100021
E - mail：pmph @ pmph. com
购书热线：010-59787592　010-59787584　010-65264830
印　　刷：北京建宏印刷有限公司
经　　销：新华书店
开　　本：787×1092　1/16　印张：9.5
字　　数：231 千字
版　　次：2019 年 7 月第 1 版　2024 年 8 月第 1 版第 3 次印刷
标准书号：ISBN 978-7-117-28459-2
定　　价：89.00 元
打击盗版举报电话：010-59787491　E-mail：WQ @ pmph. com
（凡属印装质量问题请与本社市场营销中心联系退换）

主编简介

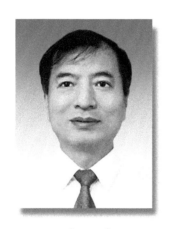

管洪在

　　副教授,医学博士,研究生导师。现任青岛大学医学部医学检验学系副主任,临床血液学教研室主任。主讲"临床血液学检验"及"临床输血学检验"两门主干课程。主编、副主编及参编国家级规划教材、国家卫生健康委员会规划教材21部,其中1部主编教材获得山东省优秀教材二等奖,1部参编教材(主编单位)获得人民卫生出版社优秀教材一等奖及山东省优秀教材一等奖。出版《骨髓细胞形态学(中英文双语)CAI课件》一部。多年来,积极进行"临床血液学检验"的教学改革与实践,主持并参与省级以上教学研究课题4项,获得山东省优秀教学成果一等奖2次。主要从事恶性血液病的细胞遗传学及分子生物学研究,主持和参与多项国家自然科学基金、山东省及青岛市课题的研究,研究成果连续2次获山东省科技进步二等奖,4次获省、市级科研奖励。在国内外医学杂志发表教学及科研论文50余篇,其中12篇为SCI收录论文。

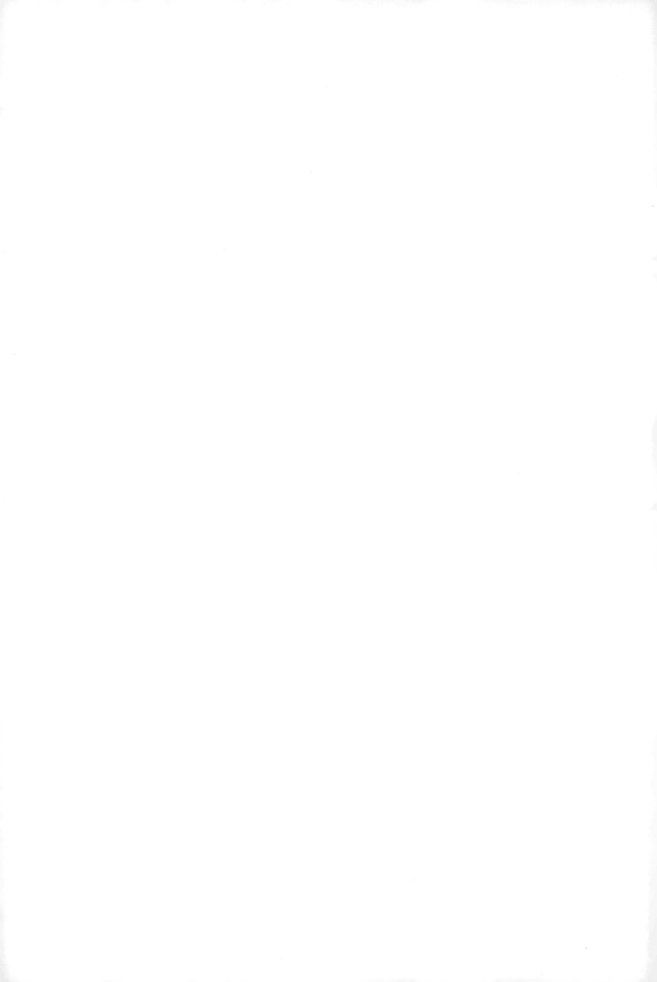

主编简介

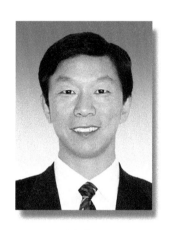

刘成玉

  教授,青岛大学医学部医学检验学系主任,临床技能学教学实验中心主任。兼任中国医学整合课程联盟专家委员会委员、全国高等学校数字医学教材建设指导委员会委员,山东省医学教育分会、山东省医学会诊断学分会副主任委员,青岛市医学会医学教育分会主任委员、青岛市医学会全科医学分会副主任委员。

  从事教学工作33年,主要承担诊断学、临床技能学、临床检验基础的教学工作。现为教育部卓越医生教育培养计划试点项目、省级特色专业"医学检验专业"、省级教学团队"医学检验专业教学团队"、省级精品课程"临床检验基础"负责人。先后完成省部级教学研究课题12项,获得省部级教学成果奖和教材奖12项,主编和参编国家级和省部级规划教材22部,发表教学研究论文50篇。

前　言

随着医学科学技术的迅猛发展,许多造血系统疾病可以借助先进的检测手段和技术在基因水平上得到明确的分类与诊断,特别是 WHO 提出的 MICM(形态学、免疫学、细胞遗传学和分子生物学)分型方法,将造血和淋巴组织肿瘤的分类与诊断从细胞水平上升到了亚细胞及分子水平,进一步揭示了疾病的发病机制。然而,传统的显微镜检查及细胞化学技术尚不能被完全取代,外周血和骨髓细胞形态学检查依然是造血系统疾病诊断、鉴别诊断及疗效观察的最基本、最简单易行、最重要的手段之一。对某些造血系统疾病而言,细胞形态学仍是确诊的唯一依据。基于此,我们诚邀部分从事临床血液学(形态学)教学与临床、富有省部级以上规划教材编写经验的专家,编写了这本适用性广、实用性强的《实用血液学图谱》,以供临床医学、医学检验技术专业本科生,临床医学专业研究生和住院医师规范化培训学员使用,也可作为临床医生及检验科工作人员的参考书,同时还可以作为行业人员接受继续教育的学习资料。

《实用血液学图谱》共分十章,涵盖了正常血细胞形态、常用细胞化学染色、红细胞疾病、白细胞疾病及出血性疾病等内容,从大量的外周血涂片、骨髓涂片和染色体制片中选取具有代表意义的视野,拍摄 400 余幅彩色图片编写而成。本书具有以下特点:①以疾病为线索、形态为核心,展现不同疾病的血液学形态的变化。②图片真实可靠,所有图片均来自于真实病例、真实视野,涉及的病种多而齐全,除常见病外,还有一些少见疾病及罕见疾病的细胞图片。③某些疾病在血液及骨髓细胞形态的基础上增加了细胞遗传学的图片和分子诊断信息,尽可能体现 WHO 所倡导的 MICM 分型要求。④对绝大多数图片附上详尽的图解说明,具有一定的启发性和引导性。对正常与异常的界限、异常之所在及其辨认的要点等进行了详尽的介绍,便于读者学习与掌握。⑤所有图片均采用高像素成像显微镜拍摄,图片清晰如镜下直观,能极大提高读者的学习兴趣,提高阅读质量。书中所有细胞形态图片未注明染色方法和放大倍数者均为瑞特(Wright)染色或瑞-吉(Wright-Giemsa)染色,100×10 倍放大。

本书由国内部分从事临床血液学教学和临床工作、有较高学术造诣和临床实践经验的专家、教授共同努力编写而成,虽历经全体编者的精心策划、反复讨论、相互审校,但不足之处在所难免,恳请各位专家和读者批评指正。此外,在图片的拍摄过程中得到了青岛大学医学部临床血液学教研室乔宏老师、卢伟老师以及青岛大学附属医院血液病诊断实验室侯方老师的大力支持与帮助,在此一并致谢。

管洪在　刘成玉

2019 年 1 月

目　录

第一章

正常骨髓细胞形态及细胞化学染色

第一节　正常骨髓细胞形态

血细胞来源于造血干细胞,在适宜的造血微环境中,造血干细胞增殖分化为各系祖细胞,再继续分化为形态可辨的各系原始细胞。原始细胞再进一步发育成熟,形成具有特定功能的终末细胞。

骨髓细胞包括红细胞系统、粒细胞系统、单核细胞系统、淋巴细胞系统、浆细胞系统、巨核细胞系统的细胞和骨髓中的非造血细胞。各系统细胞又可分原始细胞、幼稚细胞和成熟细胞三个阶段,根据细胞胞质中所含颗粒的性质不同,粒细胞又分为中性粒细胞、嗜酸性粒细胞和嗜碱性粒细胞。血细胞的发育成熟实际上是一个连续的过程,发育过程中其形态的演变遵循一定规律见表1-1和图1-1。

表 1-1　血细胞发育过程中形态演变的一定规律

项　目	形态演变一般规律	备　注
胞体大小	大→小	巨核细胞由小变大,早幼粒细胞比原始粒细胞大
核质比例	大→小	淋系细胞(大淋巴细胞除外)核质比例均较大
胞核大小	大→小	巨核细胞的胞核从小到大,红细胞的胞核消失
核仁	有、清楚→模糊→消失	原始巨核细胞的核仁常不清
染色质	细致→粗→块状、团块状	单核细胞及淋巴细胞的副染色质常不明显
核形	圆形→凹陷→分叶(粒系)	红系、浆系的胞核多呈圆形
胞质量	少→多	淋系、浆系的胞质量变化常不大
胞质嗜碱性	强→弱,蓝色→淡蓝色	红系的胞质从深蓝色→灰蓝色→灰红色→淡红色
胞质颗粒	无→有	红系细胞无颗粒

一、红细胞系统

红细胞系统(简称红系)包括原始红细胞、早幼红细胞、中幼红细胞、晚幼红细胞和红细胞。有核红细胞在发育为成熟细胞的过程中,其形态变化规律为:①胞体:圆形或类圆形,有的原始红细胞及早幼红细胞可见瘤状突起;②胞核:圆形居中(晚幼红细胞有脱核现象);③胞质:颜色从深蓝色→蓝灰色→灰红色→淡红色,无颗粒。

1. 原始红细胞(pronormoblast)　①胞体:直径15~25μm,圆形或椭圆形,常有瘤状突起。②胞核:较大,圆形或椭圆,多居中;核染色质呈较粗的颗粒状,呈紫红色;核仁1~3个,大小不一,呈浅蓝色,边界常不清晰。③胞质:量较多,呈深蓝色且不透明,有油画

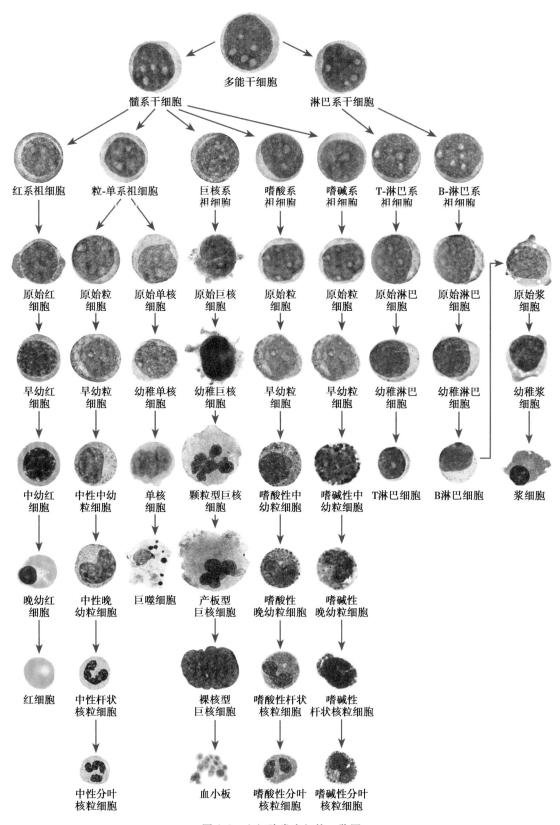

图 1-1 血细胞发育规律一览图

蓝感,在核周围常形成淡染区;无颗粒,但因核糖核酸丰富而自行聚集,有时呈深蓝色的假颗粒(图1-2)。

2. 早幼红细胞 (early normoblast) ①胞体:直径 15～20μm,圆形或椭圆形。②胞核:圆形,居中;核染色质浓集呈粗颗粒状,甚至小块状;核仁模糊或消失。③胞质:量略增多,呈不透明蓝色或深蓝色;无颗粒,瘤状突起及核周淡染区仍可见(图1-3)。

3. 中幼红细胞 (polychromatic normoblast) ①胞体:直径 8～15μm,圆形。②胞核:圆形,居中,占细胞的 1/2;核染色质凝聚,呈块状,副染色质明显且较透亮,宛如打碎墨砚样、龟背纹样或花瓣样;无核仁。③胞质:量多,红蛋白合成逐渐增多而嗜碱性物质逐渐减少,使胞质呈多色性(蓝灰色、灰色、灰红色),无颗粒(图1-4)。

4. 晚幼红细胞 (orthochromatic normoblast) ①胞体:直径 7～10μm,圆形。②胞核:圆形,居中或偏位,占细胞 1/2 以下;核染

色质聚集,呈多个大块或紫黑色团块状("碳核"),副染色质可见或消失,有时胞核碎裂或正处在脱核状态。③胞质:量多,呈淡红色或灰红色,无颗粒(图1-5)。

5. 红细胞 (erythrocyte) ①胞体:直径平均 7.2μm,两面呈微凹的圆盘状。②无核。③胞质:量多,呈淡红色或灰红色,中央部分可见生理性淡染区,大约为细胞直径的1/3(图1-6)。

二、粒细胞系统

粒细胞是因胞质中常出现颗粒而得名,包括原始粒细胞、早幼粒细胞、中幼粒细胞、晚幼粒细胞、杆状核粒细胞和分叶核粒细胞。从原始到成熟的发育过程中,粒细胞形态变化规律是:①胞体:规则,呈圆形或椭圆形;②胞核:圆形→椭圆形→核一边扁平→肾形→杆状→分叶状;③胞质:无颗粒→非特异性颗粒→特异性颗粒出现,非特异性颗粒减少→仅有特异性颗粒。各阶段粒细胞形态学特点如下。

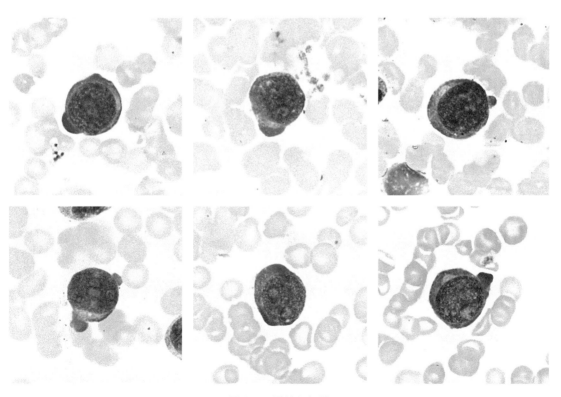

图 1-2　原始红细胞

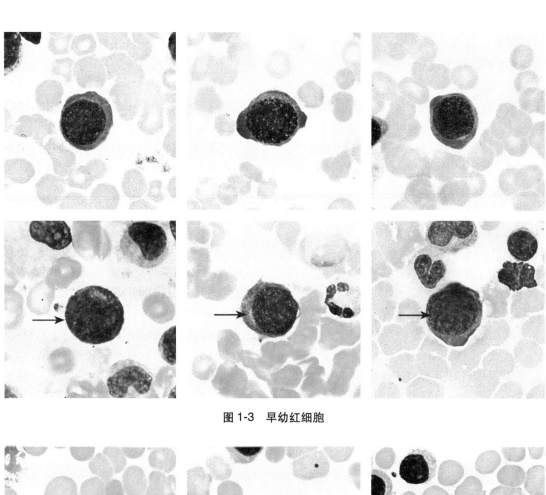

图 1-3　早幼红细胞

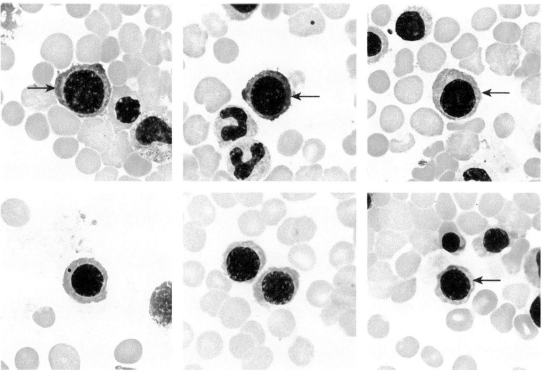

图 1-4　中幼红细胞

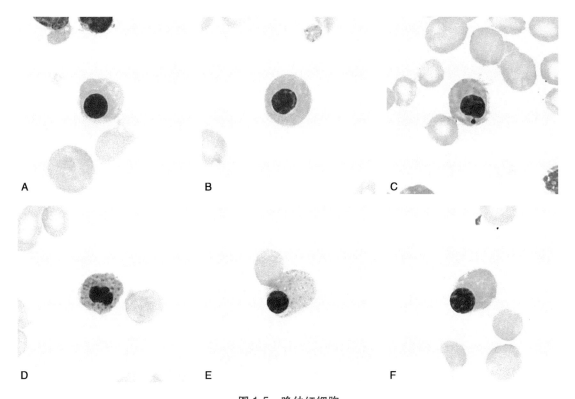

图 1-5　晚幼红细胞

A,B. 晚幼红细胞;C. 晚幼红细胞含 Howell-Jolly(H-J)小体;D. 嗜碱性点彩晚幼红细胞(核碎裂);E. 嗜碱性点彩晚幼红细胞(核偏位);F. 晚幼红细胞(核溢出)

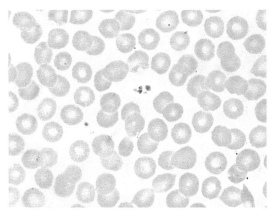

图 1-6　正常红细胞形态

1. 原始粒细胞 (myeloblast)　①胞体:直径 10~20μm,圆形或类圆形。②胞核:较大,圆形或类圆形,居中或略偏位;核染色质呈细沙样均匀排列,无浓集;核仁 2~5 个,较小,清晰,呈淡蓝色。③胞质:量较少,呈蓝色或深蓝色,有时在近核处胞质颜色较淡;无颗粒(原始粒细胞 Ⅰ 型)或有少许细小的非特异性颗粒(嗜苯胺蓝颗粒)(原始粒细胞 Ⅱ型)(图 1-7)。

2. 早幼粒细胞 (promyelocyte)　①胞体:直径 12~25μm,较原始粒细胞大,圆形或椭圆形。②胞核:大、圆形、椭圆形或一侧微凹陷,常偏一侧;核染色质开始聚集,较原始粒细胞粗;核仁常清晰可见。③胞质:多或较多,呈蓝色或深蓝色;胞质内含数量不等、大小、形态不一的嗜苯胺蓝颗粒,颗粒分布不均匀,常在近核一侧先出现,也有少许覆盖在核上。有时在早幼粒细胞中间部位近核处有高尔基体发育的透亮区,呈淡蓝色或无色,称之为初质区(图 1-8)。

3. 中幼粒细胞 (myelocyte)　根据胞质中含特异性颗粒的不同,可将其分为中性中幼粒细胞、嗜酸性中幼粒细胞和嗜碱性中幼粒细胞。

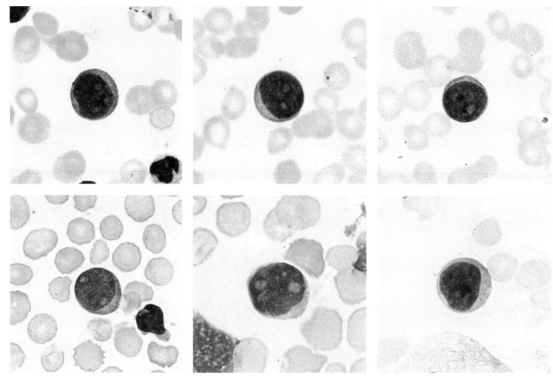

图 1-7 原始粒细胞

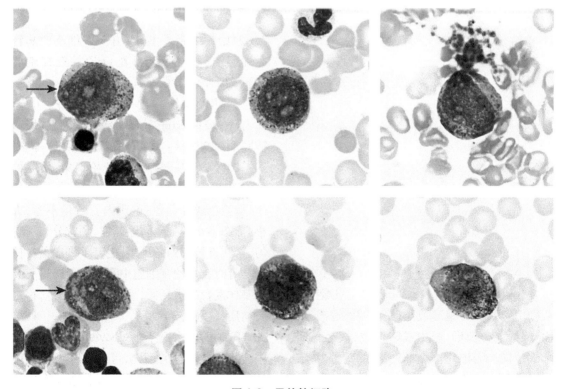

图 1-8 早幼粒细胞

（1）中性中幼粒细胞（neutrophilic myelocyte）：①胞体：直径 10~20μm，圆形；胞核呈椭圆形，一侧扁平或略凹陷，其凹陷程度/假设圆形核直径之比<1/2。②胞核：常偏于一侧，占胞体的 1/2~2/3；核染色质聚集呈索块状；核仁常无。③胞质：量多，呈蓝色、淡蓝色，含中等量细小、大小较一致、分布密集的中性颗粒，呈淡红色或淡紫红色，中性颗粒常在近核处先出现，嗜苯胺蓝颗粒数量较少或无，常分布在细胞边缘。因中性颗粒非常细小，在普通显微镜下其大小及形态不清楚，因此在中性中幼粒细胞胞质中常只能在近核处看到浅红色区域（图 1-9）。

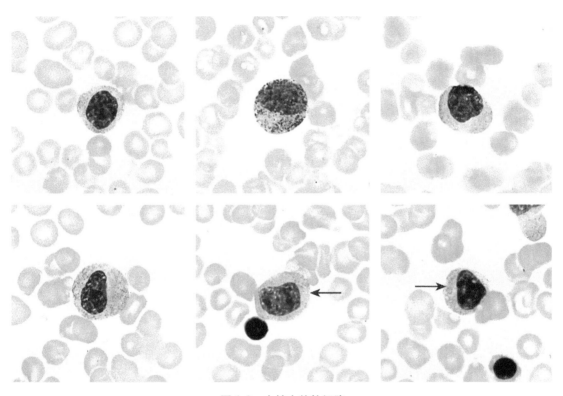

图 1-9　中性中幼粒细胞

（2）嗜酸性中幼粒细胞（eosinophilic myelocyte）：①胞体：直径 15~20μm，比中性中幼粒细胞略大。②胞核：与中性中幼粒细胞相似。③胞质：量多，呈蓝色；内含较丰富的粗大、大小一致、圆形、排列紧密的嗜酸性颗粒，呈橘红色，并有立体感及折光性，如剥开的石榴。有时嗜酸性颗粒也可呈暗黄色或褐色。有的胞质中不仅有嗜酸性颗粒，还可见紫黑色颗粒，颜色似嗜碱性颗粒，这种嗜酸性粒细胞称为双染性嗜酸性粒细胞，常出现在嗜酸性中幼、晚幼粒细胞阶段，随着细胞的成熟变为典型嗜酸性粒细胞（图 1-10）。

（3）嗜碱性中幼粒细胞（basophilic myelocyte）：①胞体：圆形，直径 10~15μm，较中性中幼粒细胞略小。②胞核：呈椭圆形，轮廓不清楚，核染色质较模糊。③胞质：量中等，呈蓝色；胞质内及核上含有数量不多、粗大、大小不等、形态不一、排列凌乱的嗜碱性颗粒，呈深紫黑色或深紫红色（图 1-11）。

4. 晚幼粒细胞（metamyelocyte）　根据胞质中含特异性颗粒的不同分为中性晚幼粒细胞、嗜酸性晚幼粒细胞和嗜碱性晚幼粒细胞。

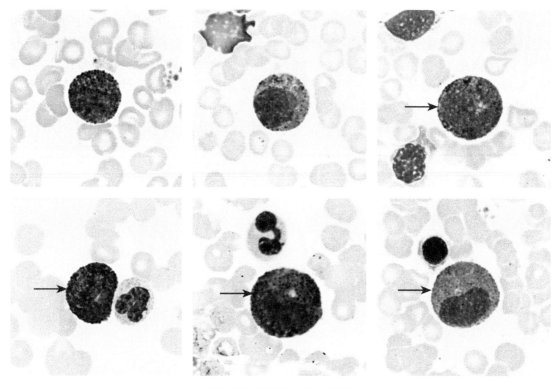

图 1-10　嗜酸性中幼粒细胞

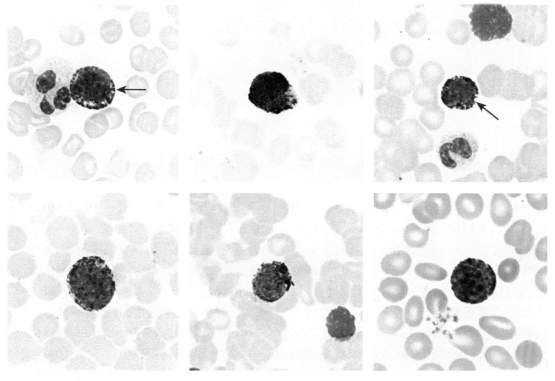

图 1-11　嗜碱性中幼粒细胞

（1）中性晚幼粒细胞（neutrophilic metamyelocyte）：①胞体：圆形，直径10~16μm。②胞核：明显凹陷，呈肾形、半月形或马蹄形等，其核凹陷程度与假设核直径之比小于1/2，或核凹陷程度与假设圆形核直径之比为1/2~3/4，胞核常偏一侧；核染色质较粗糙，呈小块状，并有副染色质；无核仁。③胞质：量多，呈淡蓝色；充满中性颗粒，嗜苯胺蓝颗粒少或无，但常因充满中性颗粒而看不到胞质的颜色（图1-12）。

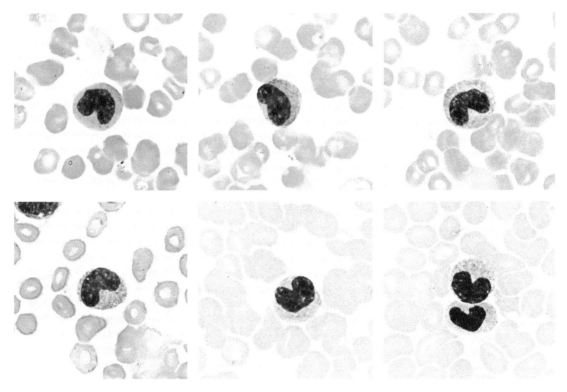

图1-12　中性晚幼粒细胞

（2）嗜酸性晚幼粒细胞（eosinophilic metamyelocyte）：胞体直径10~16μm，胞质中充满嗜酸性颗粒，其他基本与中性晚幼粒细胞相同（图1-13）。

（3）嗜碱性晚幼粒细胞（basophilic metamyelocyte）：①胞体：呈圆形，直径10~14μm；②胞核：常呈肾形，轮廓不清楚；③胞质：量常较少，呈淡蓝色，胞质内及核上有少量嗜碱性颗粒（图1-14）。

5. 杆状核粒细胞（stab granulocyte） 根据胞质中含特异性颗粒的不同，可将其分为中性杆状核粒细胞、嗜酸性杆状核粒细胞和嗜碱性杆状核粒细胞。

（1）中性杆状核粒细胞（neutrophilic stab granulocyte）：①胞体：呈圆形，直径10~15μm。②胞核：核凹陷程度与假设核直径之比大于1/2或核凹陷程度与假设圆形核直径之比大于3/4，核弯曲呈粗细均匀的带状，也可见核呈"S"形、"U"形等；核染色质粗，呈块状，副染色质明显。③胞质：量多，呈淡蓝色，充满中性颗粒，无嗜苯胺蓝颗粒（图1-15）。

（2）嗜酸性杆状核粒细胞（eosinophilic stab granulocyte）：胞体呈圆形，直径11~16μm，胞质中充满嗜酸性颗粒，其他基本与中性杆状核粒细胞相同（图1-16）。

（3）嗜碱性杆状核粒细胞（basophilic stab granulocyte）：胞体直径10~12μm，胞

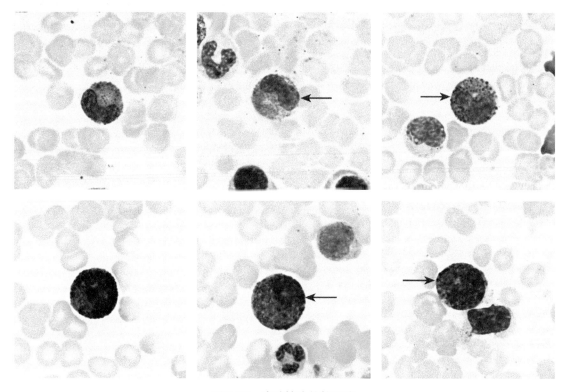

图 1-13   嗜酸性晚幼粒细胞

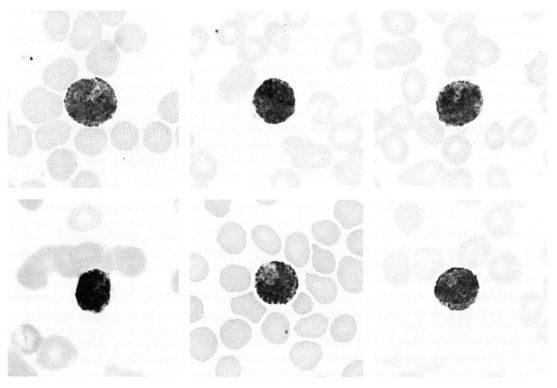

图 1-14   嗜碱性晚幼粒细胞

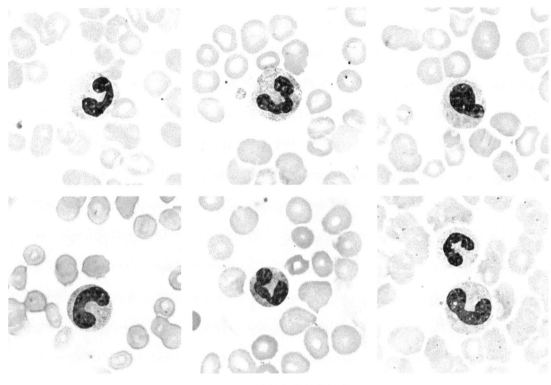

图 1-15 中性杆状核粒细胞

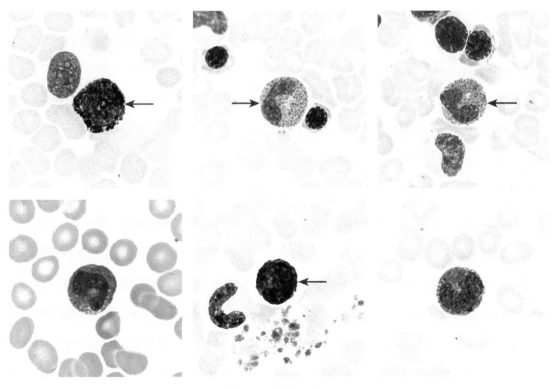

图 1-16 嗜酸性杆状核粒细胞

质和细胞核上常覆盖有紫黑色、大小不均、数量不等的嗜碱性颗粒,使细胞核结构模糊不清,常无法与胞质区分(图1-17)。

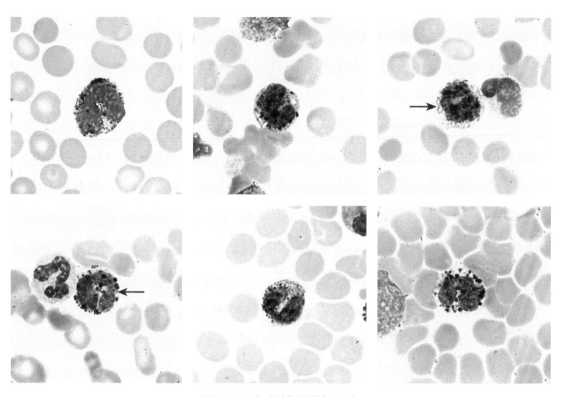

图 1-17   嗜碱性杆状核粒细胞

6. 分叶核粒细胞(segmented granulocyte)   根据胞质中含特异性颗粒的不同,可将其分为中性分叶核粒细胞、嗜酸性分叶核粒细胞和嗜碱性分叶核粒细胞。

(1)中性分叶核粒细胞(neutrophilic segmented granulocyte):①胞体:呈圆形,直径10~14μm。②胞核:分叶状,常分2~5叶,叶与叶之间有细丝相连,有时核虽分叶,但叠在一起,致使看不见连接的核丝;核染色质粗,呈块状,副染色质明显。③胞质:量多,呈淡蓝色,充满中性颗粒,无嗜苯胺蓝颗粒(图1-18)。

(2)嗜酸性分叶核粒细胞(eosinophilic segmented granulocyte):①胞体:圆形,直径11~16μm。②胞核:多分为两叶,如眼镜或八字形。③胞质:充满嗜酸性颗粒。其他特点基本与中性分叶核粒细胞相同(图1-19)。

(3)嗜碱性分叶核粒细胞(basophilic segmented granulocyte):①胞体:圆形,直径10~12μm;②胞核:可分为3~4叶,由于嗜碱性颗粒常覆盖在核上而使核结构常分辨不清;③胞质:量常较少,呈淡蓝色。内有大小不一、分布不均的嗜碱性颗粒,呈紫黑色或深紫红色(图1-20)。

三、单核细胞系统

单核细胞系统包括原始单核细胞、幼稚单核细胞和单核细胞,一般具有以下特点:①胞体:常较大,可不规则或有伪足状突起。②胞核:大且常不规则,呈扭曲、折叠,核染色质比其他同期细胞细致、疏松。③胞质:量多,呈灰蓝色,毛玻璃样。可有空泡,颗粒呈粉尘样。

1. 原始单核细胞(monoblast)   ①胞

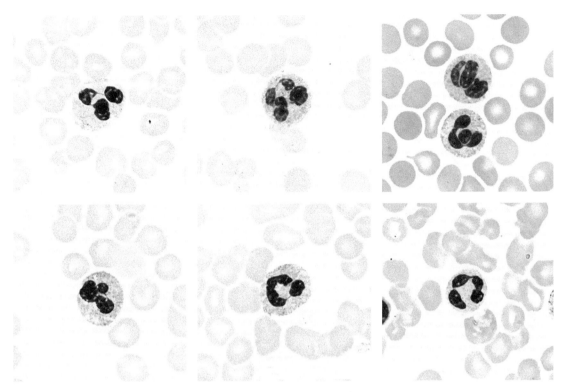

图 1-18　中性分叶核粒细胞

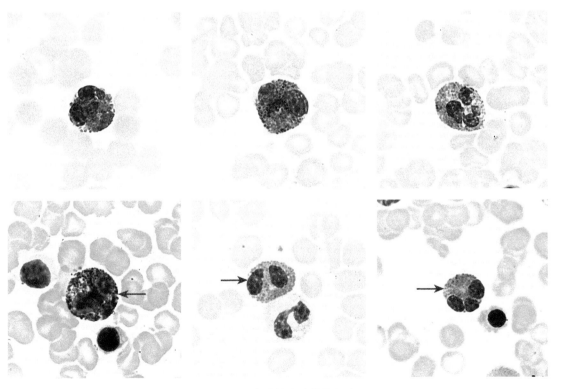

图 1-19　嗜酸性分叶核粒细胞

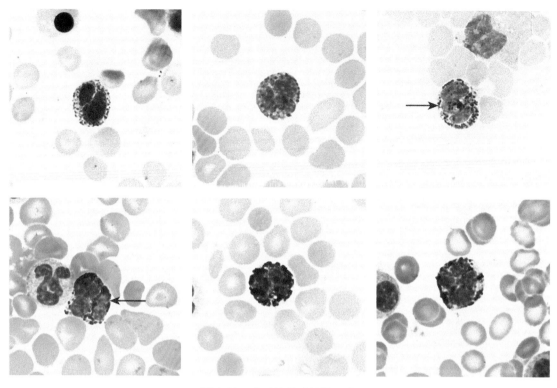

图 1-20 嗜碱性分叶核粒细胞

体:直径 14~25μm,圆形或不规则,有时可有伪足。②胞核:圆形或不规则,可有折叠、扭曲;核染色质纤细、疏松,呈细丝网状;核仁 1~3 个,多数 1 个,大而清晰。③胞质:量较多,呈灰蓝色或蓝色,不透明、毛玻璃样,可有空泡;无颗粒(原单Ⅰ型)或有少许嗜苯胺蓝颗粒(原单Ⅱ型)(图 1-21)。

2. **幼稚单核细胞(promonocyte)** ①胞体:直径 15~25μm,圆形或不规则,有时可有伪足。②胞核:常不规则,呈扭曲、折叠状,或有凹陷或切迹;核染色质聚集呈丝网状,核仁有或消失。③胞质:量多,呈灰蓝色、不透明,可见细小紫红色的嗜苯胺蓝颗粒和空泡(图 1-22)。

3. **单核细胞(monocyte)** ①胞体:直径 12~20μm,圆形或不规则,可见伪足。②胞核:不规则,呈扭曲、折叠状,或呈大肠状、马蹄形、S 形、分叶形、笔架形等;核染色质疏松,可呈条索状、小块状,核仁消失。

③胞质:量多,呈浅灰蓝色或略带红色,如毛玻璃样半透明;可有细小、分布均匀的灰尘样紫红色颗粒,常有空泡(图 1-23)。

四、淋巴细胞系统

淋巴细胞系统包括原始淋巴细胞、幼稚淋巴细胞和淋巴细胞(分小淋巴细胞和大淋巴细胞),淋系细胞一般具有以下特征:①胞体:小,圆形或类圆形;②胞核:圆形或类圆形,有时可见小的凹陷或切迹;③胞质:量少,呈蓝色或淡蓝色。

1. **原始淋巴细胞(lymphoblast)** ①胞体:直径 10~18μm,圆形或类圆形;②胞核:圆形或类圆形,染色质呈颗粒状,核仁 1~2 个,较清楚;③胞质:量少,呈蓝色,无颗粒,近核处可有一透明区(图 1-24)。

2. **幼稚淋巴细胞(prolymphocyte)** ①胞体:直径 10~16μm,圆形或类圆形。②胞核:圆形或类圆形,有时可见凹陷;核染

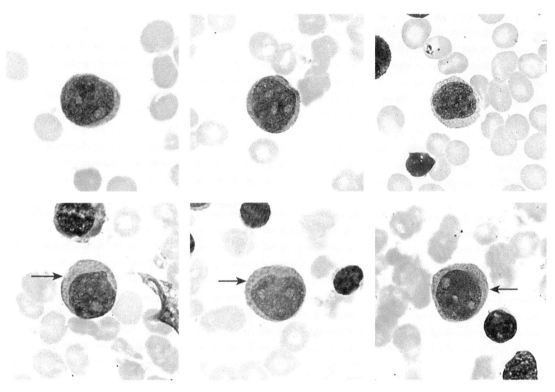

图 1-21 原始单核细胞

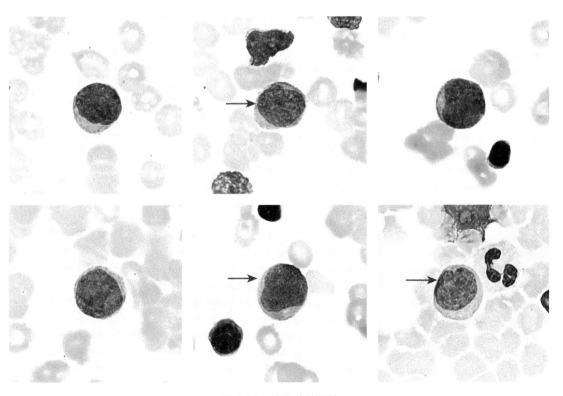

图 1-22 幼稚单核细胞

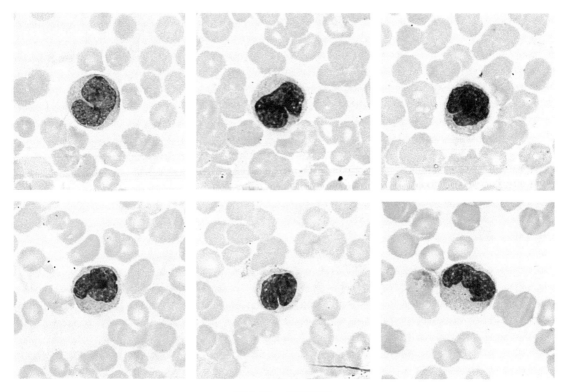

图 1-23   单核细胞

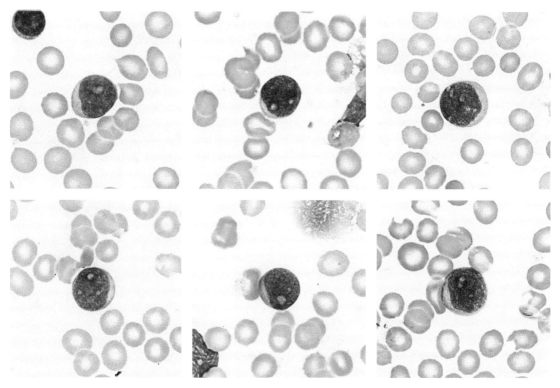

图 1-24   原始淋巴细胞

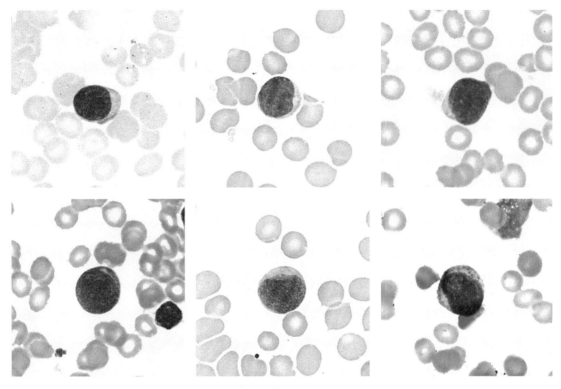

图 1-25　幼稚淋巴细胞

色质较原始淋巴细胞粗糙,核仁模糊或消失。③胞质:量少,呈蓝色,偶有少许嗜苯胺蓝颗粒(图 1-25)。

3. 淋巴细胞(lymphocyte)

(1) 大淋巴细胞:①胞体:直径 12 ~ 15μm,圆形或类圆形;②胞核:椭圆形,常偏一侧,核染色质紧密而均匀,核仁消失;③胞质:量较多,呈清澈的淡蓝色,常有少许紫红色颗粒(图 1-26)。

(2) 小淋巴细胞:①胞体:直径 6 ~ 9μm,圆形、类圆形。②胞核:类圆形、圆形或有小切迹;染色质聚集,呈大块状,副染色质不明显,核仁消失。③胞质:量少或极少(似裸核),常呈淡蓝色,有时呈深蓝色,常无颗粒(图 1-26)。

五、浆细胞系统

浆细胞系统由 B 淋巴细胞在一定条件下母细胞化,形成原始浆细胞、幼稚浆细胞、浆细胞。该系统的细胞一般具有以下特点:

①胞体:圆形或类圆形;②胞核:圆形,常偏位;③胞质:量多,呈深蓝色,常有小空泡及核旁淡染区。

1. 原始浆细胞 (plasmablast)　①胞体:直径 15 ~ 25μm,圆形或椭圆形。②胞核:圆形,占胞体的 2/3 以上,常偏位;核染色质呈粗颗粒状,核仁清晰,1 ~ 2 个。③胞质:量多,呈深蓝色,不透明,可见核旁淡染区(呈半月形)。无颗粒,可有空泡(图 1-27)。

2. 幼稚浆细胞(proplasmacyte)　①胞体:直径 12 ~ 16μm,常呈椭圆形;②胞核:圆形,常偏位,核染色质较原始浆细胞粗,核仁模糊或无;③胞质:量多,呈深蓝色,不透明,常有空泡及核旁淡染区,偶有少许紫红色的颗粒(图 1-28)。

3. 浆细胞 (plasmacyte)　①胞体大小不一,直径 8 ~ 15μm,常呈椭圆形。②胞核:圆形,较小且偏位,占胞体 1/3 以下,有时可见双核;核染色质呈块状,副染色质较明显,无核仁。③胞质:量多,呈深蓝色,不透明,常

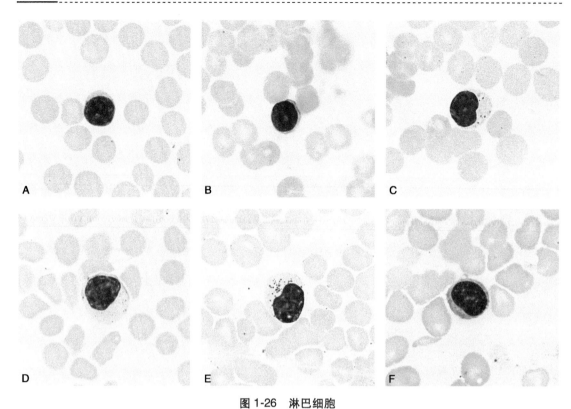

图 1-26 淋巴细胞

A,B. 小淋巴细胞;C. 小淋巴细胞,胞质中有紫红色颗粒;D,E. 大淋巴细胞,胞质中有紫红色颗粒;F. 大淋巴细胞,胞质中无颗粒

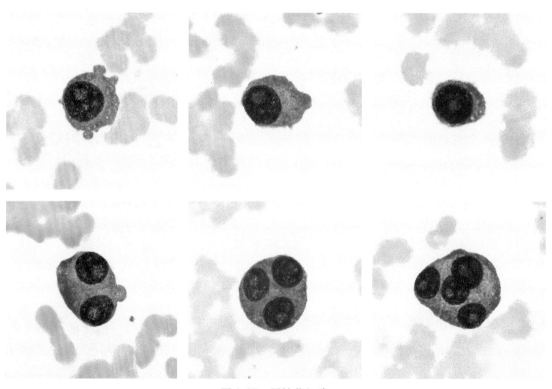

图 1-27 原始浆细胞

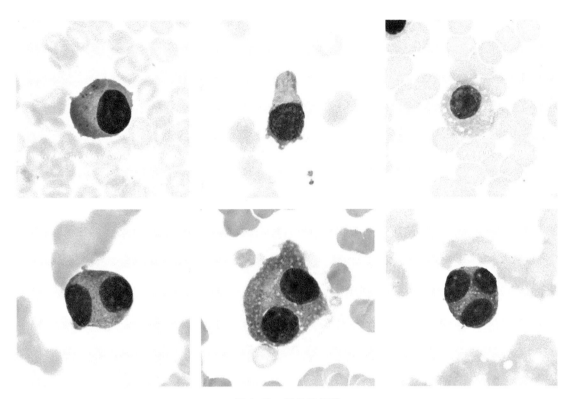

图 1-28 幼稚浆细胞

有较多空泡（泡沫浆）。个别细胞胞质呈红色或胞质边缘呈红色（分泌黏蛋白所致），核旁常有明显淡染区，偶见少许紫红色的颗粒（火焰状浆细胞）（图 1-29）。

六、巨核细胞系统

巨核细胞系统包括原始巨核细胞、幼稚巨核细胞、颗粒型巨核细胞、产血小板型巨核细胞、裸核型巨核细胞及血小板。巨核细胞是骨髓中最大的造血细胞，属于多倍体细胞。该系统细胞的形态特征为：①胞体：巨大，不规则；②胞核：常巨大，成熟巨核细胞的胞核高度分叶且重叠；③胞质：成熟巨核细胞胞质极丰富，并有大量细小紫红色颗粒。

1. 原始巨核细胞（megakaryoblast）
①胞体：直径 15~30μm，圆形或不规则，常有指状突起，周边常有少许血小板附着。②胞核：较大，圆形、椭圆形或不规则，偶见双核；核染色质较细（但比其他原始细胞粗），排列紧密，分布不均匀；核仁 2~3 个，常不清晰，

呈淡蓝色。③胞质：量较少，呈深蓝色或蓝色，周边颜色深而浓，无颗粒（图 1-30）。

2. 幼稚巨核细胞（promegakaryocyte）
①胞体：直径 30~50μm，常不规则；②胞核：不规则，核染色质粗或呈小块状，排列紧密，核仁常无；③胞质：量较多，呈深蓝色或蓝色，近核处可见少许细小且大小一致的淡紫红色颗粒而使该处呈淡红色，常有伪足状突起，有时细胞周边附有少许血小板（图 1-31）。

3. 颗粒型巨核细胞（granular megakaryocyte） ①胞体：直径 40~70μm，有的可达 100μm 以上，常不规则。②胞核：巨大、不规则，核分叶后常重叠，核染色质呈块状或条状。③胞质：量多，呈淡蓝色，充满大量细小、大小一致的淡紫红色颗粒，有的细胞胞质边缘无颗粒呈淡蓝色、较透明，称为细胞外质。有时细胞周边有少许血小板附着，易被误认为是产血小板型巨核细胞（图 1-32）。

4. 产血小板型巨核细胞（thrombocytogenic megakaryocyte） ①胞体：直径 40~

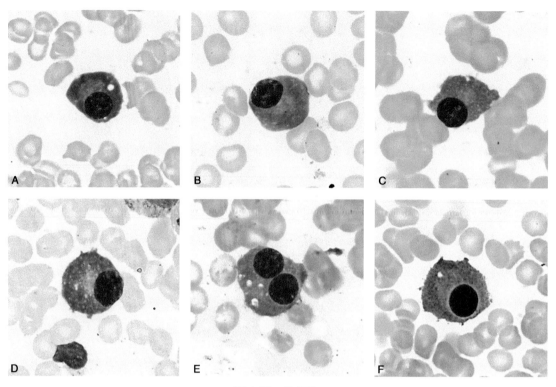

图 1-29 浆细胞
A~D.浆细胞;E.浆细胞(双核);F.火焰状浆细胞

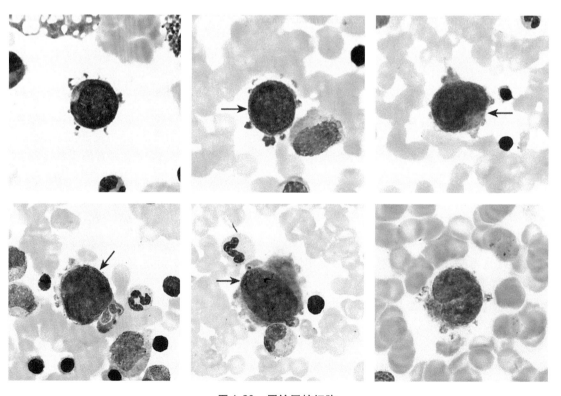

图 1-30 原始巨核细胞

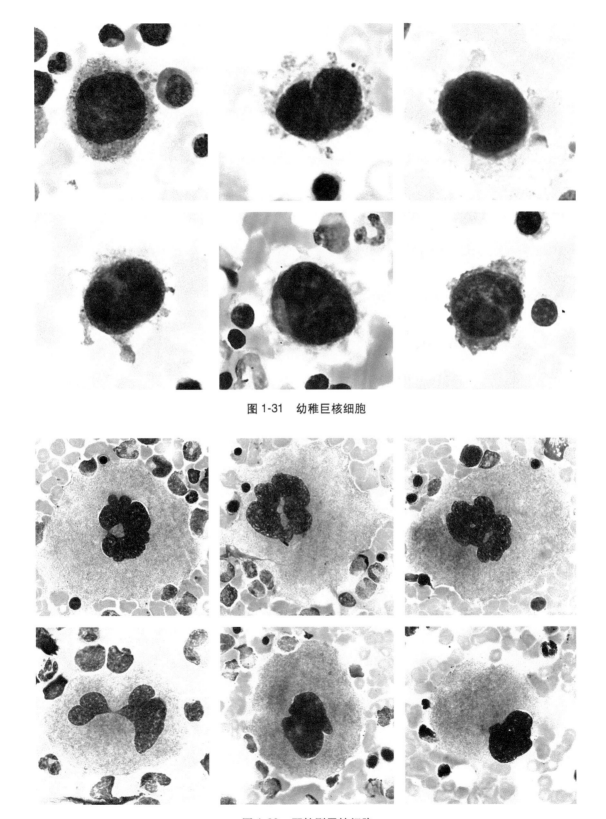

图 1-31　幼稚巨核细胞

图 1-32　颗粒型巨核细胞

70μm,有时可达100μm;②胞核:巨大、不规则,核分叶后常重叠,核染色质呈条状或块状;③胞质:量多,呈淡蓝色,颗粒丰富并可聚集呈簇(称为雏形血小板),胞膜不完整,其外侧常有释放的大量血小板(图1-33)。

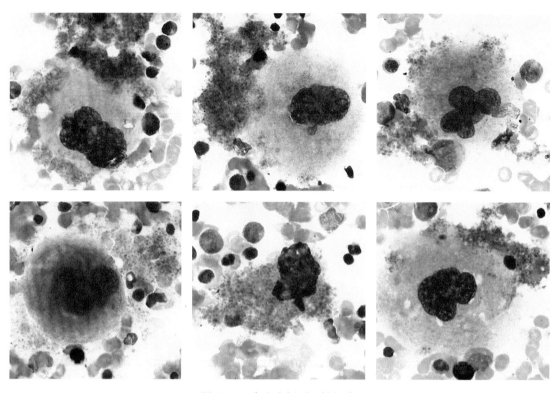

图 1-33　产血小板型巨核细胞

5. 裸核型巨核细胞(naked megakaryocyte)　胞核与产血小板型巨核细胞相同,胞质无或有少许。该细胞有时是由于涂片制作时,将胞质推散所致(图1-34)。

6. 血小板(platelet)　①胞体:直径2~4μm,星形、圆形、椭圆形、逗点状或不规则形,无核。②胞质:呈淡蓝色,中心部位有细小、分布均匀的淡紫红色颗粒。有时血小板中央的颗粒非常密集而类似细胞核,故巨大血小板易误认成有核细胞。由于血小板具有聚集性,如血小板数量无明显减少,其骨髓涂片上的血小板应成堆存在(图1-35)。

七、其他细胞

骨髓中的其他细胞包括:组织嗜碱细胞、吞噬细胞、成骨细胞、破骨细胞、脂肪细胞、内皮细胞、纤维细胞、退化细胞等。

1. 组织嗜碱细胞(tissue basophilic cell)　又称为肥大细胞(mast cell)。①胞体:直径12~20μm,蝌蚪形、梭形、圆形、椭圆形、多角形、不规则形等。②胞核:较小、圆形,常被颗粒遮盖,核染色质块状,无核仁。③胞质:量较多,充满粗大、圆形、排列紧密、大小一致、深紫黑色的颗粒,胞质的边缘常可见突出的颗粒,有时胞体周围可见淡紫红色的红晕。有的细胞胞质中颗粒排列非常致密,整个细胞呈黑色,易被误认为异物(图1-36)。

2. 吞噬细胞(phagocyte)　不是一种独立的细胞,而是胞体内包含有吞噬物质的一组细胞总称,包括单核细胞、组织细胞、粒胞、内皮细胞、纤维细胞等。吞噬细胞的特

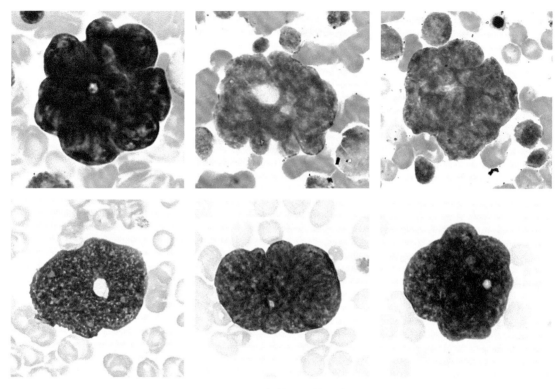

图 1-34 裸核型巨核细胞

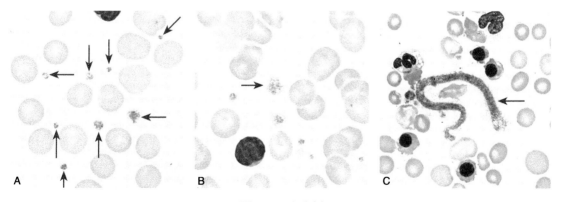

图 1-35 血小板
A.正常血小板(散在分布);B.异常血小板(大血小板);C.异常血小板(带状血小板)

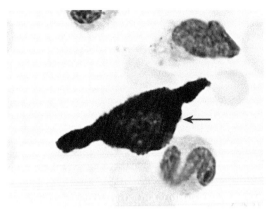
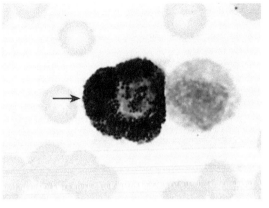

图 1-36　组织嗜碱细胞

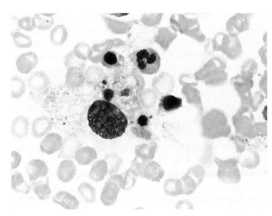
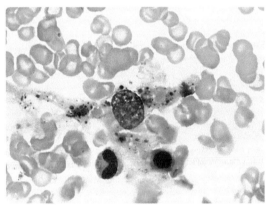

图 1-37　吞噬细胞

点:①胞体:大小和形态极不一致,由吞噬物的类型及多少而定;②胞核:多呈圆形、椭圆形或不规则形,常一个核,有时见双核或多核,核常被挤至细胞的一侧,核染色质较疏松,核仁有或无;③胞质:量多少不一,呈淡蓝色,常有空泡,并有数量不等的吞噬物,如色素、颗粒、碳核、细菌、细胞等(图 1-37)。

3. 成骨细胞(osteoblast) ①胞体:较大,直径20~40μm,常为长椭圆形或不规则,胞体边缘清楚或呈云雾状,多成堆分布,有时可见较清晰的蓝色核仁。②胞质:量多,呈深蓝色或淡蓝色,常有空泡,离核较远处常有椭圆形淡染区;偶见少许紫红色颗粒(图 1-38)。

4. 破骨细胞(osteoclast) 为骨髓中最大的多核细胞之一。①胞体:巨大,直径60~

100μm,形态不规则,边缘清楚或不整,如撕纸状。②胞核:数较多,1~100个,呈椭圆形或圆形,彼此孤立,无核丝相连;核染色质呈粗网状,有1~2个较清晰的蓝色核仁。③胞质:量较多,呈淡蓝色、淡红色或红蓝相间,含大量大、小不一的紫红色颗粒(图 1-39)。

5. 脂肪细胞(fatty cell) 是组织细胞摄取脂肪滴形成的。①胞体:直径30~50μm,圆形或椭圆形,胞膜极易破裂,边缘不整齐。②胞核较小,常被挤在一侧,呈不规则形,核染色质致密,无核仁。③胞质:量多,呈淡蓝色,充满大量大小不一的脂肪空泡。起初为小脂肪空泡,以后逐渐变大,最后融合成大脂肪空泡,中间有网状细丝(图 1-40)。

6. 内皮细胞(endothelial cell) ①胞体:直径25~30μm,极不规则,多呈长尾形、

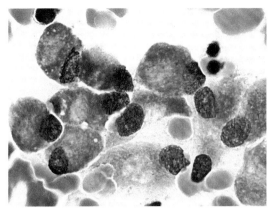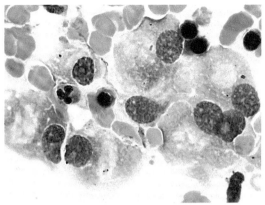

图 1-38　成骨细胞

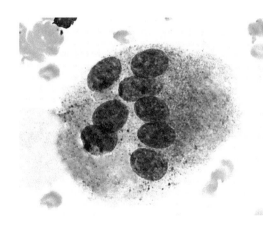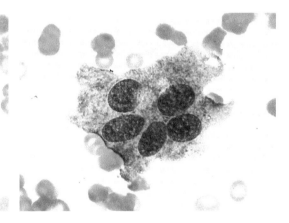

图 1-39　破骨细胞

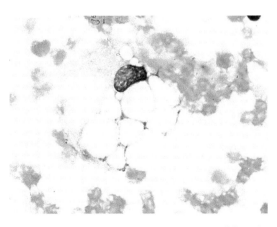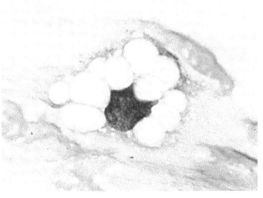

图 1-40　脂肪细胞

梭形;②胞核:呈椭圆形、圆形或不规则,核染色质呈网状,多无核仁;③胞质:量较少,分布

于细胞的一端或两端,呈淡蓝色或淡红色,可有细小的紫红色颗粒(图 1-41)。

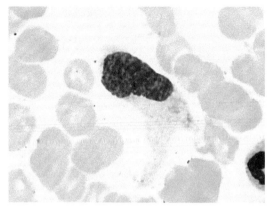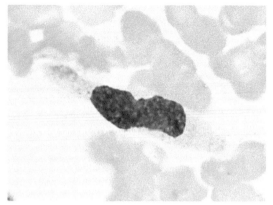

图 1-41　内皮细胞

7. 退化细胞(degenerated cell)　退化细胞是细胞衰老退化所致,如核溶解、核固缩的细胞等,但涂片中核溶解的退化细胞多数是由于推片时使细胞破碎所致。核溶解的退化细胞形态特点为:胞体变大,胞膜不完整,胞核变大,核膜也常不完整,核染色质结构不清楚或无结构而成均匀状,胞核浅染。如果

没有胞质而只有核,称为涂抹细胞。

(1) 退化淋巴细胞:又称为篮细胞,细胞破裂散开,胞体大小不一。细胞推片时易碎,胞核肿胀,染色质结构模糊,呈均匀的淡紫红色,有时可见假核仁。细胞可被拉成扫帚状,形态如竹篮,故又称为"篮细胞"(图 1-42)。

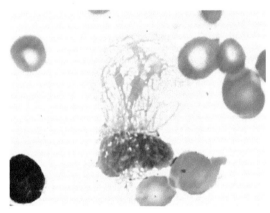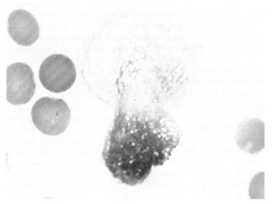

图 1-42　篮细胞

(2) Ferrata 细胞:①胞体:较大,边缘不整,呈推散状或撕纸状;②胞核:呈圆形或椭圆形,常偏于一侧,核染色质呈弥漫的团块状或粗网状,染淡紫红色,可有空泡,可见 1～3

个核仁;③胞质:呈淡蓝色或淡灰蓝色,含有一定量的嗜苯胺蓝颗粒,颗粒大小不等,染深紫红或紫红色(图 1-43)。

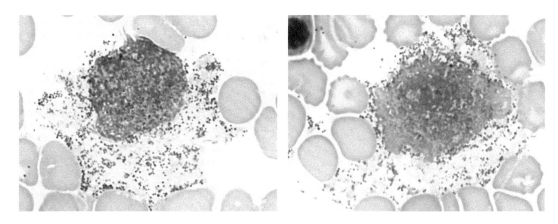

图 1-43　Ferrata 细胞

（管洪在）

第二节　细胞化学染色

细胞化学染色（cytochemical stain）是以细胞形态学为基础，运用化学、生物化学等技术对细胞内的各种化学物质进行定性、定位及半定量分析的方法。细胞化学染色在临床上主要用于：①辅助判断白血病的细胞类型；②血液病与其他非血液病的诊断和鉴别诊断。

一、髓过氧化物酶染色

（一）原理

过氧化物酶（peroxidase，POX）主要为髓过氧化物酶（myeloperoxidase，MPO），血细胞内的 MPO，能催化联苯胺复合物使其脱氢后形成有色不溶性沉淀，定位于 MPO 所在的活性部位。MPO 是人类中性粒细胞含量最多的一种蛋白质，反应结果以阳性率和阳性强度表示。正常血细胞反应如图 1-44 所示。

（二）临床意义

主要用于鉴别急性白血病类型（图 1-45）。

1. **急性淋巴细胞白血病**　原始淋巴细胞、幼稚淋巴细胞均呈阴性（图 1-45A）。

2. **急性髓系白血病未成熟型及成熟型**　原始粒细胞呈阳性或阴性，一般为（+）~（++）（图 1-45B）。AML 伴 t（8；21）（q22；q22）；*RUNX1-RUNX1T1* 中异常中性中幼粒细胞呈强阳性（图 1-45C）。

3. **急性早幼粒细胞白血病伴 *PML-RARα***　异常早幼粒细胞呈强阳性，为（+++）~（++++）（图 1-45D）。

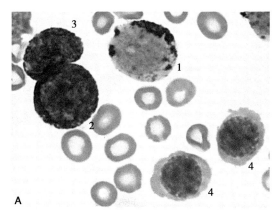

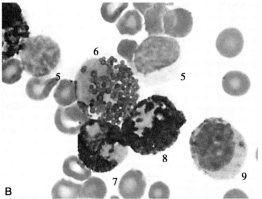

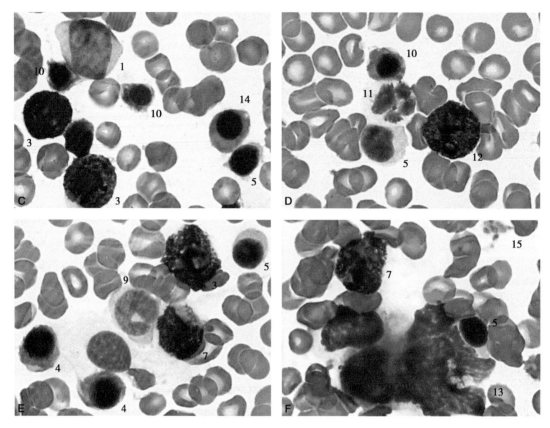

图 1-44   正常血细胞 MPO 染色（联苯胺法，Wright-Giemsa 复染）

阳性结果为胞质中出现棕黑色颗粒。1. 原始粒细胞呈阳性或阴性；2. 早幼粒细胞呈阳性；3. 中性杆状核粒细胞呈阳性；4. 中幼红细胞呈阴性；5. 淋巴细胞呈阴性；6. 嗜酸性粒细胞呈阳性；7. 中性晚幼粒细胞呈阳性；8. 中性中幼粒细胞呈阳性；9. 单核细胞呈弱阳性或阴性；10. 晚幼红细胞呈阴性；11. 嗜碱性粒细胞呈阴性；12. 中性分叶核粒细胞呈阳性；13. 巨核细胞呈阴性；14. 浆细胞呈阴性；15. 血小板呈阴性

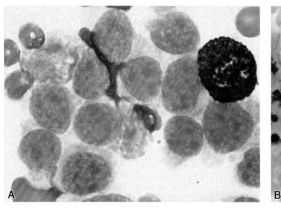

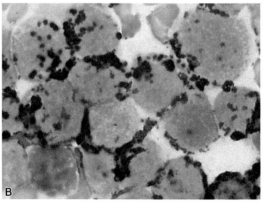

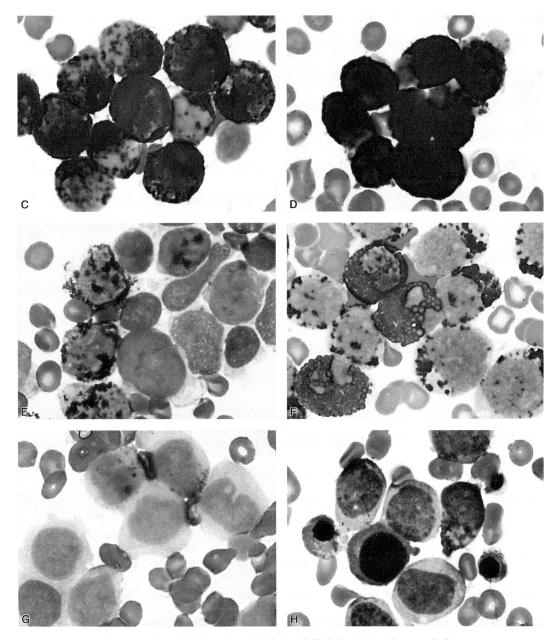

图 1-45　常见急性白血病 MPO 染色（联苯胺法，Wright-Giemsa 复染）

A.原始及幼稚淋巴细胞呈阴性；B.原始粒细胞阳性颗粒粗大；C.异常中性中幼粒细胞呈
强阳性；D.异常早幼粒细胞呈强阳性；E.原始粒细胞呈阳性或阴性，原始及幼稚单核细
胞呈弱阳性或阴性；F.嗜酸性粒细胞强阳性；G.原始及幼稚单核细胞呈弱阳性或阴性；
H.原始细胞呈阳性或阴性

4. 急性粒-单核细胞白血病　原始及幼稚单核细胞呈阴性或弱阳性,原始粒细胞呈阳性或阴性(图 1-45E)。AML 伴 inv(16)(p13.1;q22);或 t(16;16)(p13.1;q22);*CBFβ-MYH11* 中嗜酸性粒细胞呈强阳性(图 1-45F)。

5. 急性原始单核细胞/单核细胞白血病　原始及幼稚单核细胞呈阴性或弱阳性(图 1-45G)。

6. 急性红白血病　有核红细胞呈阴性,原始细胞呈阳性或阴性(图 1-45H)。

二、酯酶染色

血细胞酯酶有两大类：特异性酯酶（specific esterase，SE）和非特异性酯酶（nonspecific esterase，NSE）。特异性酯酶主要是指氯乙酸 AS-D 萘酚酯酶，非特异性酯酶有多种，本文主要指醋酸 AS-D 萘酚酯酶。目前显示血细胞中酯酶的方法均为偶氮偶联法。

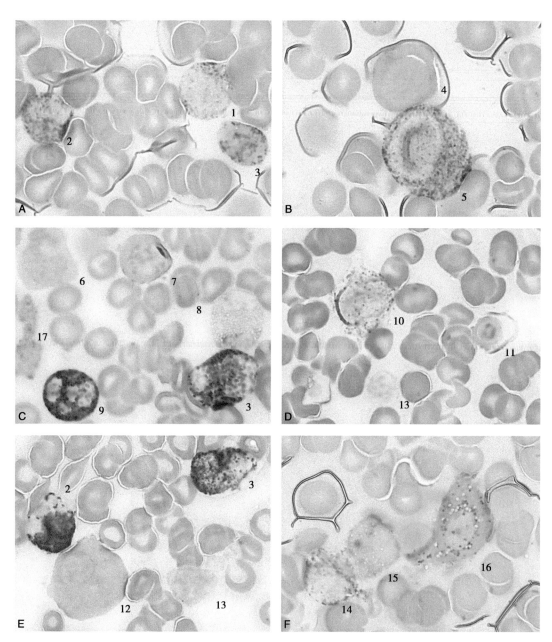

图 1-46　正常血细胞 NAS-DCE 染色（甲基绿复染）

阳性结果为胞质中出现红色颗粒。1. 原始粒细胞呈阳性；2. 中性晚幼粒细胞呈阳性；3. 中性杆状核粒细胞呈阳性；4. 原始红细胞呈阴性；5. 早幼粒细胞呈阳性；6. 单核细胞呈阴性；7. 中幼红细胞呈阴性；8. 嗜酸性分叶核粒细胞呈阴性；9. 中性分叶核粒细胞呈阳性；10. 嗜碱性粒细胞呈阳性；11. 晚幼红细胞呈阴性；12. 浆细胞呈阴性；13. 淋巴细胞呈阴性；14. 中性中幼粒细胞呈阳性；15. 嗜酸性晚幼粒细胞呈阴性；16. 肥大细胞呈阳性；17. 血小板呈阴性

（一）氯乙酸 AS-D 萘酚酯酶（naphthol AS-D chloroacetate esterase，NAS-DCE）

1. 原理　NAS-DCE 可水解基质液中的氯乙酸 AS-D 萘酚，释放出 AS-D 萘酚，后者与基质液中的重氮盐偶联，形成不溶性的有色沉淀，定位于细胞质内酯酶所在的部位。NAS-DCE 几乎仅出现于粒系细胞中（图 1-46），反应结果以阳性率和阳性强度表示。

2. 临床意义　主要用于辅助鉴别急性白血病细胞类型，尤其有助于粒系和单系的鉴别。

（1）急性髓系白血病未成熟型及成熟型：原始粒细胞多呈阳性，少数呈阴性（图 1-47）。

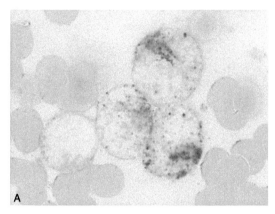
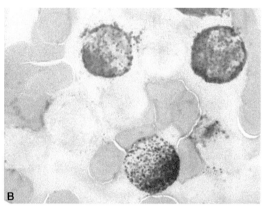

图 1-47　急性髓系白血病未成熟型及成熟型 NAS-DCE 染色（甲基绿复染）
A.急性髓系白血病未成熟型，呈部分阳性；B.急性髓系白血病成熟型，呈部分阳性

（2）AML 伴 t（8；21）（q22；q22）；*RUNX1-RUNX1T1*：异常中性中幼粒细胞呈强阳性（图 1-48）。

（3）急性早幼粒细胞白血病伴 *PML-RARα*：早幼粒细胞呈强阳性（图 1-48）。

（4）急性原始单核细胞/单核细胞白血病：原始单核及幼稚单核细胞几乎均呈阴性，个别细胞弱阳性（图 1-49）。

（5）急性粒-单核细胞白血病时原始粒细胞及早幼粒细胞呈阳性，原始单核及幼稚单核细胞呈阴性（图 1-50）。

（6）急性淋巴细胞白血病和急性原始

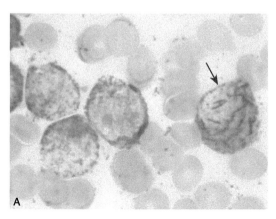
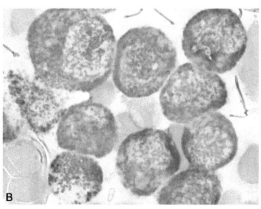

图 1-48　急性髓细胞白血病 NAS-DCE 染色（甲基绿复染）
A. APL 伴 *PML-RARα*，强阳性，可见柴捆细胞（箭）；B. AML 伴 t（8；21）（q22；q22）；*RUNX1-RUNX1T1*，强阳性

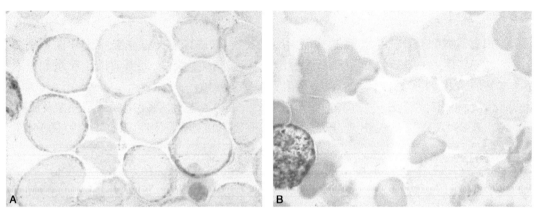

图 1-49   急性原始单核细胞/单核细胞白血病 NAS-DCE 染色(甲基绿复染)
A.急性原始单核细胞白血病,阴性;B.急性单核细胞白血病,阴性

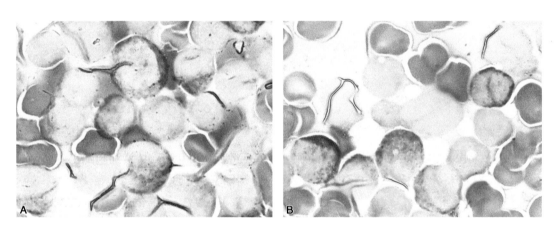

图 1-50   急性粒-单核细胞白血病 NAS-DCE 染色(甲基绿复染)
A、B.各有部分阳性细胞

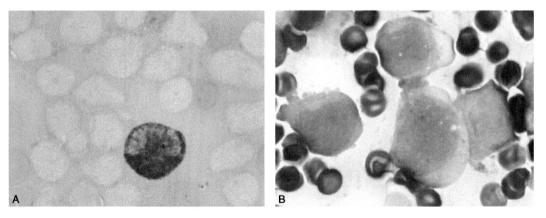

图 1-51   急性白血病 NAS-DCE 染色(甲基绿复染)
A.ALL,阴性;B.急性原始巨核细胞白血病,阴性

巨核细胞白血病：均阴性（图 1-51）。

（二）醋酸 AS-D 萘酚酯酶（naphthol AS-D acetate esterase，NAS-DAE）

1. 原理　NAS-DAE 是一种中性非特异性酯酶，在中性条件下，水解基质液中的醋酸

AS-D 萘酚并释放出 AS-D 萘酚，后者与基质液中的重氮盐偶联形成不溶性的有色沉淀，定位于细胞质内酯酶所在的部位。NAS-DAE 存在于单核细胞系、粒细胞系和巨核细胞系的细胞中（图 1-52），其对单核细胞系特

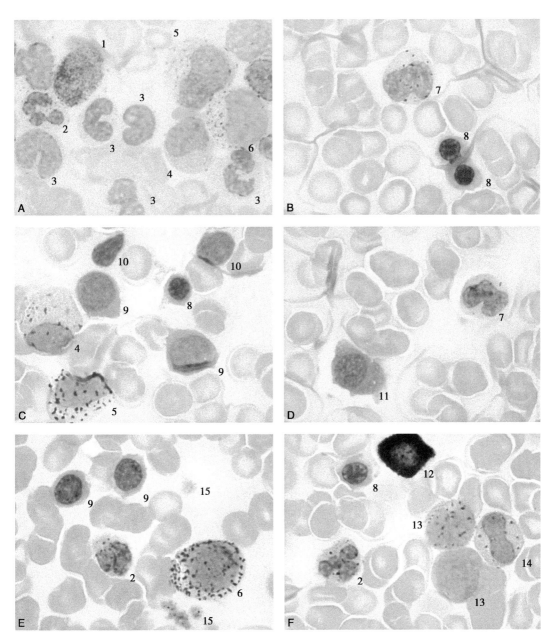

图 1-52　正常血细胞 NAS-DAE 染色（中性红复染）

阳性结果为胞质中出现蓝色颗粒。1. 单核细胞呈强阳性；2. 中性分叶核粒细胞呈阳性；3. 中性杆状核粒细胞呈阳性；4. 嗜酸性晚幼粒细胞呈阴性或阳性；5. 中性中幼粒细胞呈阳性；6. 早幼粒细胞呈阳性；7. 中性晚幼粒细胞呈阳性；8. 晚幼红细胞呈阴性；9. 中幼红细胞呈阴性；10. 淋巴细胞呈弱阳性或阴性；11. 浆细胞呈阴性；12. 肥大细胞呈阳性；13. 原始细胞呈阳性或阴性；14. 嗜酸性杆状核粒细胞呈阳性；15. 血小板呈阳性

异性较强,并被氟化钠抑制。NAS-DAE 反应结果以阳性率和氟化钠抑制率表示。

2. 临床意义   主要用于辅助鉴别急性白血病细胞类型。

(1) 急性原始单核细胞/单核细胞白血病:白血病细胞多呈较强阳性,且能被氟化钠抑制(图 1-53)。

(2) 急性淋巴细胞白血病:原始及幼稚淋巴细胞呈阴性或弱阳性,阳性不能被氟化钠抑制(图 1-54)。

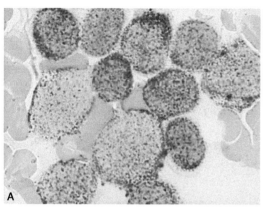
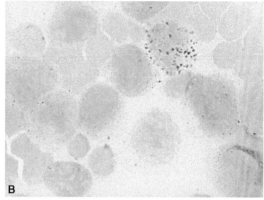

图 1-53   急性原始单核细胞/单核细胞白血病 NAS-DAE 染色(中性红复染)
A.急性单核细胞白血病呈强阳性;B.A 病人加氟化钠抑制后,阳性的白血病细胞明显被抑制

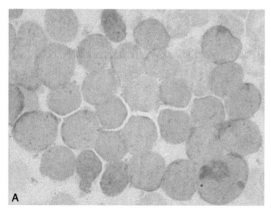
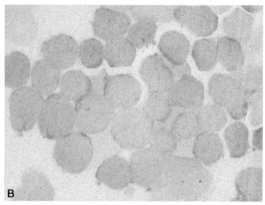

图 1-54   急性淋巴细胞白血病 NAS-DAE 染色(中性红复染)
A.急性淋巴细胞白血病呈弱阳性;B.A 病人加氟化钠抑制后,阳性的白血病细胞没有被抑制

(3) 急性髓系白血病未成熟型及成熟型:原始粒细胞呈阳性或阴性,阳性反应不能被氟化钠抑制(图 1-55)。

(4) 急性早幼粒细胞白血病伴 *PML-RARα*:异常早幼粒细胞呈强阳性,且阳性常不被氟化钠抑制(图 1-56)。

(5) 急性粒-单核细胞白血病:原始粒细胞呈阴性至阳性,阳性不被氟化钠抑制,原始及幼稚单核细胞呈阳性,阳性能被氟化钠抑制,因此,急性粒-单核细胞白血病时,NAS-DAE 染色呈现出部分阳性被氟化钠抑制(图 1-57)。

三、过碘酸-雪夫反应

(一)原理

过碘酸-雪夫反应(periodic acid-Schiff reaction,PAS),又称为糖原染色。细胞质内的糖原或多糖类物质含有乙二醇基,被过碘

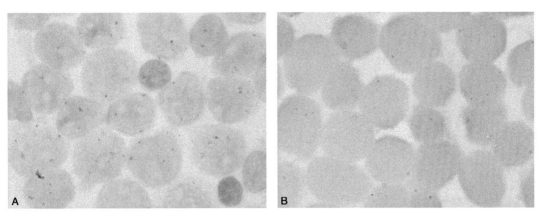

图 1-55　急性髓系白血病未成熟型 NAS-DAE 染色（中性红复染）
A. 急性髓系白血病未成熟型呈阳性；B. A 病人加氟化钠抑制后，阳性的白血病细胞没有被抑制

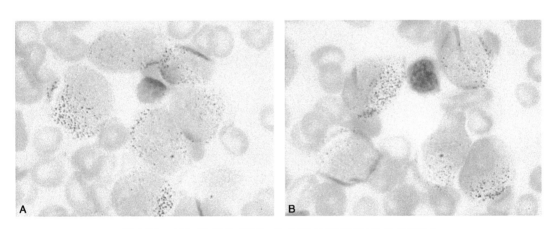

图 1-56　APL 伴 *PML-RARα* 的 NAS-DAE 染色（中性红复染）
A. APL 伴 *PML-RARα* 呈强阳性；B. A 病人加氟化钠抑制后，阳性的白血病细胞没有被抑制

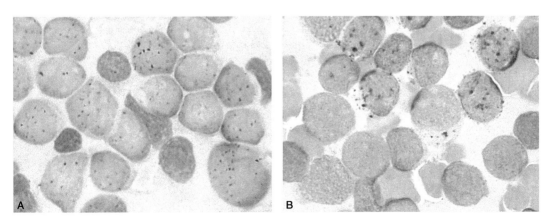

图 1-57　急性粒-单核细胞白血病 NAS-DAE 染色（中性红复染）
A. 急性粒-单核细胞白血病呈阳性；B. A 病人加氟化钠抑制后，阳性的白血病细胞部分被抑制

酸氧化,形成双醛基(-CHO-CHO)。双醛基使雪夫试剂中的品红重新排列显色,红色物质定位于糖原存在部位。糖原存在于多种血细胞中(图 1-58),反应结果以阳性率及颗粒性状表示。

（二）临床意义

1. 红细胞疾病的鉴别　多数良性血液疾病,如缺铁性贫血、珠蛋白生成障碍性贫

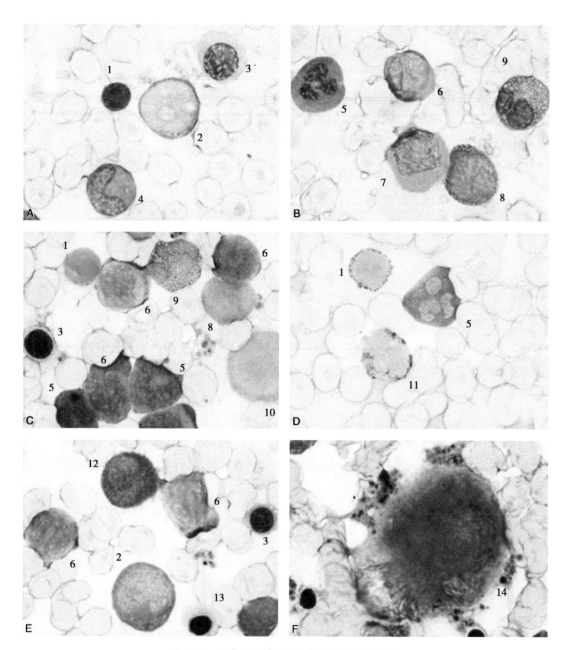

图 1-58　正常血细胞 PAS 染色(甲基绿复染)

阳性结果为胞质中出现红色颗粒。1. 淋巴细胞呈阴性或粗颗粒状阳性;2. 原始粒细胞呈阴性或阳性;3. 中幼红细胞呈阴性;4. 中性晚幼粒细胞呈阳性;5. 中性分叶核粒细胞呈阳性;6. 中性杆状核粒细胞呈阳性;7. 中性中幼粒细胞呈阳性;8. 单核细胞呈阳性,有时分布在细胞边缘颗粒较粗大;9. 嗜酸性粒细胞中嗜酸性颗粒呈阴性,颗粒间胞质呈阳性;10. 早幼粒细胞呈阳性;11. 嗜碱性粒细胞中嗜碱性颗粒呈阳性,颗粒间胞质呈阴性;12. 浆细胞呈阴性;13. 晚幼红细胞呈阴性;14. 巨核细胞及血小板呈强阳性

血、巨幼细胞贫血、再生障碍性贫血及其他溶血性贫血中的有核红细胞常呈阴性,个别细胞可呈弱阳性。红血病、红白血病、骨髓增生异常综合征中有核红细胞可阳性(图 1-59)。

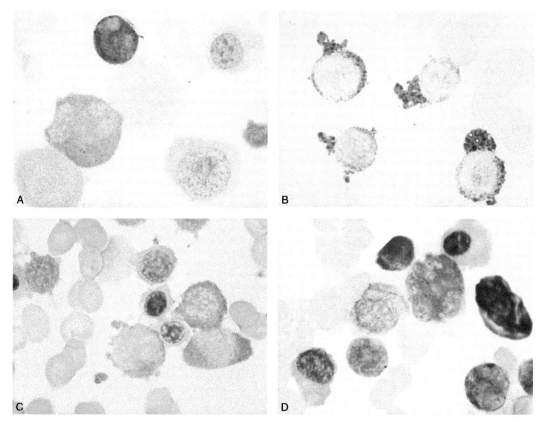

图 1-59　各种红细胞系统疾病 PAS 染色(甲基绿复染)
阳性结果为胞质中出现红色颗粒。A. 巨幼细胞性贫血中幼红细胞呈阴性反应;B. 红血病中有的幼红细胞呈阳性反应;C. 红白血病中有的幼红细胞呈阳性反应;D. MDS 中有的幼红细胞呈阳性反应

2. 辅助鉴别急性白血病的类型

(1) 急性淋巴细胞白血病:原始淋巴细胞及幼稚淋巴细胞的阳性率升高,呈粗颗粒状或小块状阳性(图 1-60)。

(2) 急性髓系白血病:部分原始粒细胞呈阳性,细颗粒状或弥散分布,异常早幼粒细胞呈较强阳性(图 1-61)。

(3) 急性原始单核细胞/单核细胞白血病:原始单核及幼稚单核细胞可呈阳性,阳性呈细颗粒状,有时胞质边缘处颗粒较粗大(图 1-62)。

(4) 急性红白血病和急性原始巨核细胞白血病:有时白血病细胞呈阳性,呈粗颗粒状、小块状或弥散分布(图 1-63)。

3. 其他疾病的辅助诊断(图 1-64)

(1) 恶性淋巴瘤:淋巴瘤细胞呈阴性或阳性,阳性呈块状或粗颗粒状,但 Reed-Sternberg 细胞阴性或弱阳性。

(2) 感染性淋巴细胞增高性疾病:传染性"单个核细胞"增多症时,淋巴细胞阳性程度轻度增高,而其他病毒感染时,淋巴细胞多正常。

(3) 类脂质沉积病:戈谢细胞呈强阳性,尼曼-匹克细胞呈阴性或弱阳性。

(4) 骨髓转移性腺癌:呈强阳性。

四、中性粒细胞碱性磷酸酶染色

(一) 原理(偶氮偶联法)

中性粒细胞碱性磷酸酶(neutrophilic al-

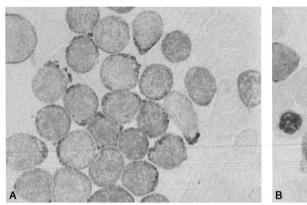
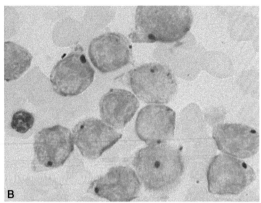

图 1-60 急性淋巴细胞白血病 PAS 染色(甲基绿复染)
A. 原幼淋巴细胞阳性,呈粗颗粒状;B. 原幼淋巴细胞阳性,呈块状

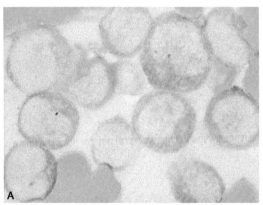
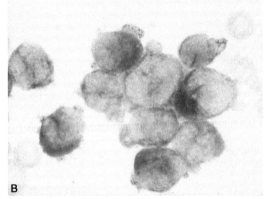

图 1-61 急性髓系白血病 PAS 染色(甲基绿复染)
A. AML 伴 t(8;21)(q22;q22);*RUNX1-RUNX1T1*,异常中性中幼粒细胞呈弥散细颗粒状阳性;B. APL 伴
PML-RARα,异常早幼粒细胞呈较强阳性、细颗粒状

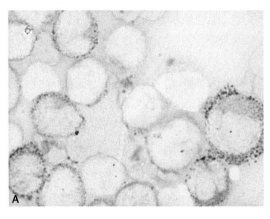
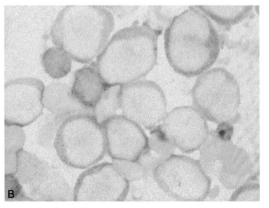

图 1-62 急性原始单核细胞/单核细胞白血病 PAS 染色(甲基绿复染)
A. 胞质边缘处阳性颗粒较粗大;B. 阳性颗粒呈细颗粒弥散分布

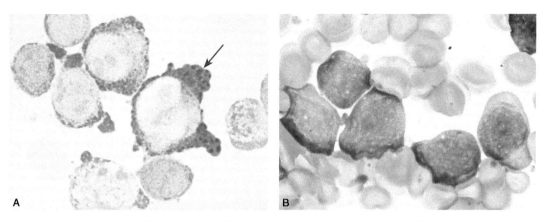

图 1-63 急性红白血病和急性原始巨核细胞白血病 PAS 染色(甲基绿复染)
A. 急性红白血病,箭头所示呈粗颗粒状阳性;B. 急性原始巨核细胞白血病,呈阴性

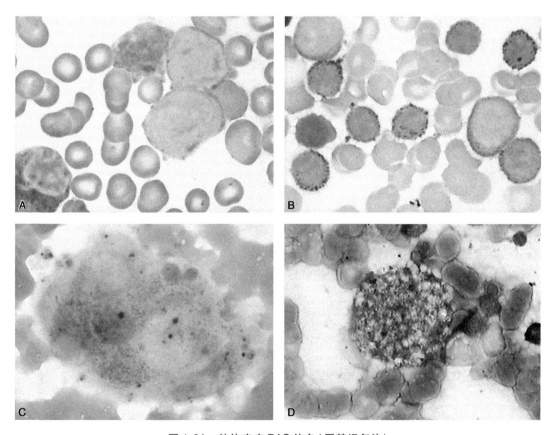

图 1-64 其他疾病 PAS 染色(甲基绿复染)
A,B. 淋巴瘤细胞呈阴性或粗颗粒状阳性;C. 转移癌,呈较强阳性;D. 尼曼-匹克细胞空泡壁呈阳性

kaline phosphatase,NAP)在碱性条件下水解底物中的磷酸萘酚钠,释放出萘酚,后者与重氮盐偶联,生成的不溶性有色沉淀物,定位于细胞质酶活性所在处。NAP 主要存在于成熟中性粒细胞中(图 1-65),反应结果以阳性率和积分表示。

(二)临床意义

1. 鉴别慢性髓细胞白血病与类白血病反应 前者 NAP 活性明显降低,积分常为零,而后者 NAP 活性显著增加,积分明显增

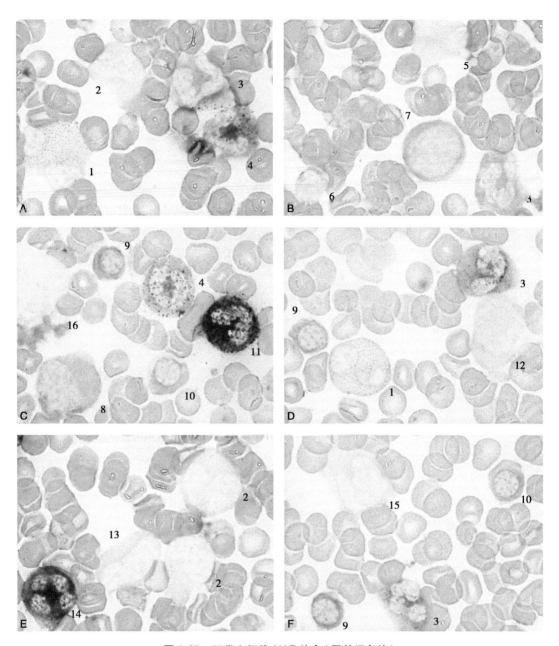

图 1-65 正常血细胞 NAP 染色（甲基绿复染）

阳性结果为胞质中出现红色颗粒。1. 嗜酸性粒细胞呈阴性；2. 中性晚幼粒细胞呈阴性；3. 中幼杆状核粒细胞呈阳性（+）；4. 中幼杆状核粒细胞呈阳性（++）；5. 中性杆状核粒细胞呈阴性；6. 淋巴细胞呈阴性；7. 早幼红细胞呈阴性；8. 中性中幼粒细胞呈阴性；9. 中幼红细胞呈阴性；10. 晚幼红细胞呈阴性；11. 中性杆状核粒细胞呈阳性（++++）；12. 原始细胞呈阴性；13. 早幼粒细胞呈阴性；14. 中性分叶核粒细胞呈阳性（+++）；15. 单核细胞呈阴性；16. 血小板呈阴性

高（图 1-66）。

2. 鉴别感染类型 细菌性感染（尤其是化脓性感染）NAP 活性明显增高，而病毒、支原体、衣原体或寄生虫感染时 NAP 常无明显变化（图 1-67）。

3. 鉴别急性白血病类型 急性粒细胞白血病 NAP 活性常降低，急性淋巴细胞白血病 NAP 活性多增强，急性单核细胞白血病 NAP 活性一般正常或减低（图 1-68）。

4. 鉴别再生障碍性贫血与阵发性睡眠

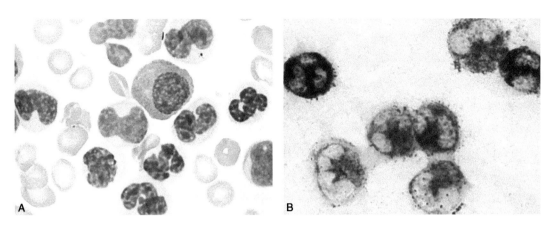

图 1-66　NAP 染色（甲基绿复染）

A. 慢性髓细胞白血病慢性期，NAP 阴性；B. 感染血涂片，中性粒细胞阳性

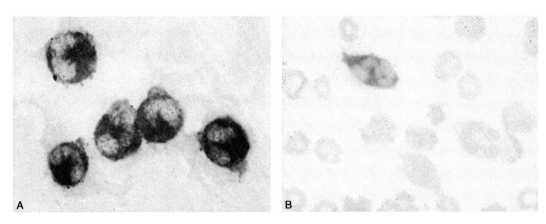

图 1-67　NAP 染色（甲基绿复染）

A. 细菌性感染血涂片；B. 病毒性感染血涂片

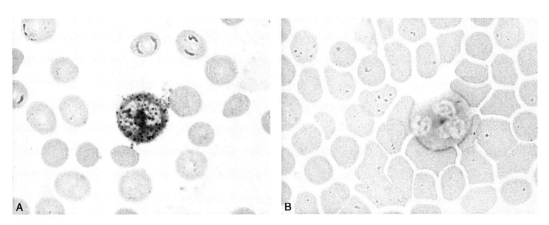

图 1-68　NAP 染色（甲基绿复染）

A. 急性淋巴细胞白血病血涂片；B. 急性粒细胞白血病血涂片

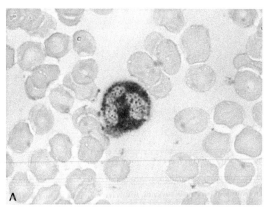
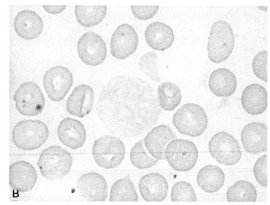

图 1-69　NAP 染色 (甲基绿复染)
A.再生障碍性贫血血涂片；B.阵发性睡眠性血红蛋白尿症血涂片

性血红蛋白尿症　前者常增高,而后者常减低(图 1-69)。

5. 其他疾病的辅助诊断(图 1-70)

（1）慢性中性粒细胞白血病:NAP 积分增加。

（2）慢性髓细胞白血病加速期:NAP 积分增加。

（3）原发性血小板增多症:NAP 积分增加。

（4）真性红细胞增多症:NAP 积分增加。

（5）骨髓增生异常综合征:NAP 积分下降。

（6）不典型慢性髓细胞白血病:NAP 积分下降。

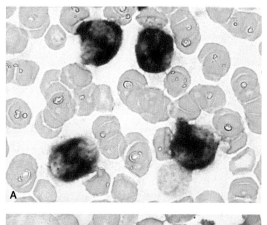
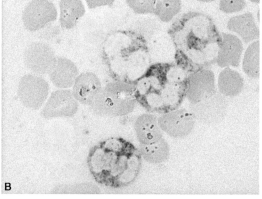
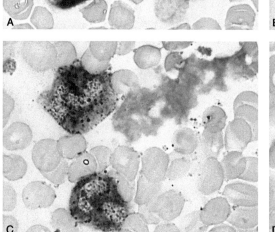
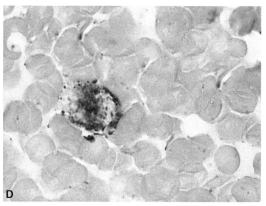

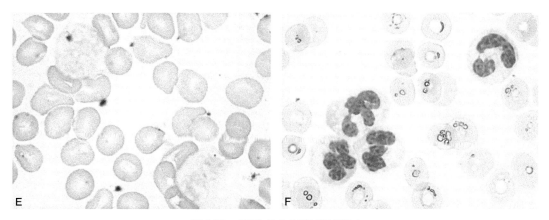

图 1-70　NAP 染色(甲基绿复染)
A. 慢性中性粒细胞白血病；B. 慢性髓细胞白血病加速期；C. 原发性血小板增多症；D. 真性红细胞增多症；E. 骨髓增生异常综合征；F. 不典型慢性髓细胞白血病

五、铁染色

(一) 原理

骨髓中的铁在酸性环境下与亚铁氰化钾作用,形成蓝色沉淀,定位于含铁的部位。骨髓中的铁主要存在于幼红细胞(细胞内铁)和骨髓小粒(细胞外铁)中(图 1-71 和 1-72)。报告方式为骨髓细胞外铁阳性程度、细胞内铁阳性率及各型比例(包括环形铁粒幼红细胞,即幼红细胞胞质中存在铁颗粒 5 个以上,且围绕核周 1/3 以上排列)。

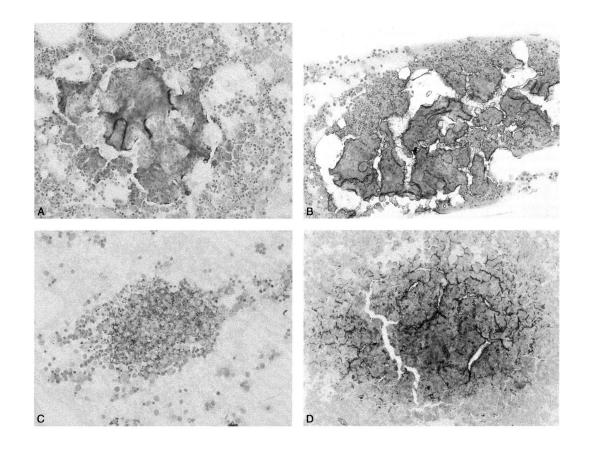

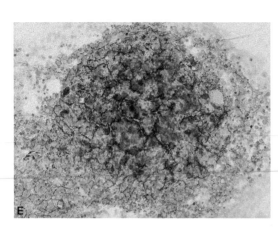
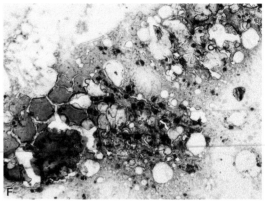

图 1-71   骨髓细胞外铁(中性红复染,×100)

阳性结果呈弥散性蓝色或蓝色的铁颗粒、铁小珠状或铁小块状分布。A. 骨髓小粒阴性;B. 骨髓小粒弱阳性;C. 骨髓小粒阳性(+);D. 骨髓小粒阳性(++);E. 骨髓小粒阳性(+++);F. 骨髓小粒阳性(++++)

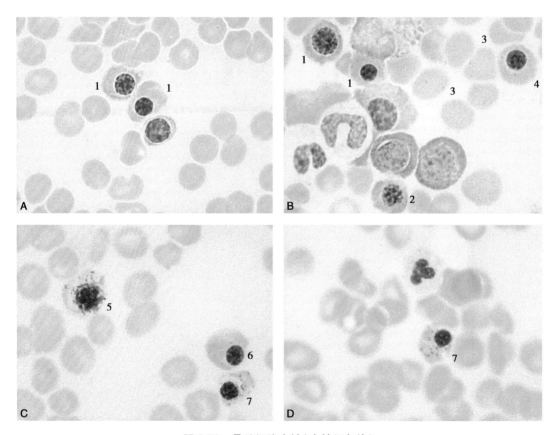

图 1-72   骨髓细胞内铁(中性红复染)

1. 幼红细胞胞质内无铁颗粒;2. Ⅰ型铁粒幼红细胞;3. 铁粒红细胞;4. Ⅲ型铁粒幼红细胞;5. 环形铁粒幼红细胞;6. Ⅱ型铁粒幼红细胞;7. Ⅳ型铁粒幼红细胞

（二）临床意义

主要用于缺铁性贫血和环形铁粒幼红细胞增多性贫血的诊断和鉴别诊断。

1. 缺铁性贫血 IDA病人细胞外铁阴性，细胞内铁明显减少甚至为0（图1-73）。

2. 铁粒幼细胞贫血 细胞内铁、外铁及环形铁粒幼红细胞明显增多（图1-74）。

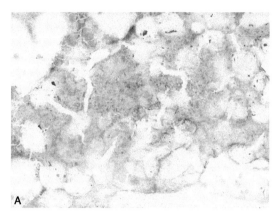
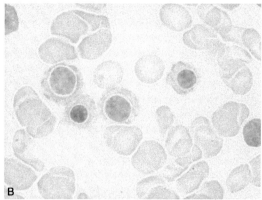

图1-73 缺铁性贫血铁染色（中性红复染）
A.骨髓细胞外铁阴性（×100）；B.细胞内铁阴性

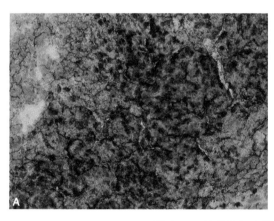
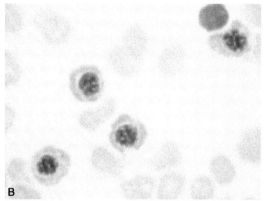

图1-74 铁粒幼细胞贫血铁染色（中性红复染）
A.骨髓外铁：+++（×100）；B.环形铁粒幼红细胞易见

3. 骨髓增生异常综合征 伴环形铁粒幼红细胞增多的难治性贫血，其环形铁粒幼红细胞大于有核红细胞的15%，细胞外铁也常增加（图1-75）。

4. 非缺铁性贫血（图1-76）

（1）巨幼细胞贫血、溶血性贫血、再生障碍性贫血和白血病引起的贫血：细胞内铁和外铁正常或增加。

（2）感染、肝硬化、慢性肾炎、尿毒症、血色病等疾病：铁粒幼红细胞可减少，但细胞外铁明显增加。

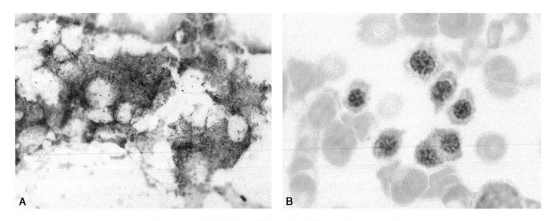

图 1-75　骨髓增生异常综合征铁染色（中性红复染）
A. 骨髓外铁：++（×100）；B. 环形铁粒幼红细胞易见

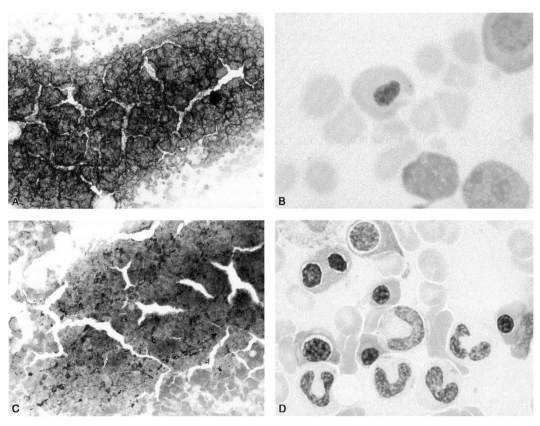

图 1-76　其他类型贫血铁染色（中性红复染，A. ×100，C. ×100）
A、B. 巨幼细胞贫血，细胞外铁正常，细胞内铁增加；C、D. 慢性炎症贫血，细胞外铁正常，细胞内铁减少

（胡王强）

第二章

红细胞疾病

根据红细胞数量改变,红细胞疾病在临床上可分为贫血(anemia)和红细胞增多症(erythrocytosis)两大类。贫血是指外周血单位容积内血红蛋白(hemoglobin,HBG)浓度、红细胞(red blood cell,RBC)计数及(或)红细胞比容(hematocrit,Hct)低于本地区相同年龄、性别人群参考值下限的一种症状,其中以 HBG 浓度最为重要。贫血既可以是原发于造血器官的疾病,也可以是继发于其他非造血系统的疾病。红细胞增多症是指外周血单位容积内 HBG 浓度、RBC 计数、Hct 异常增高,超过参考值上限。红细胞增多症可分为原发性即真性红细胞增多症(polycythemia vera,PV)和继发性红细胞增多症(secondary erythrocytosis)。PV 已归属于骨髓增殖性肿瘤。本章仅涉及一些有特征的形态学改变的常见贫血。

第一节　造血功能障碍性贫血

造血功能障碍性贫血是多种原因引起的造血干(祖)细胞增殖、分化障碍和(或)造血微环境发生异常或被破坏,导致外周血细胞减少,出现以贫血为主要表现的疾病。常见有再生障碍性贫血、再生障碍危象和纯红细胞再生障碍性贫血。

一、再生障碍性贫血

再生障碍性贫血(aplastic anemia,AA),简称再障,是因物理、化学、生物等因素使骨髓造血组织减少,导致骨髓造血功能衰竭,最终引起外周血全血细胞减少的一组疾病。根据其病程及临床表现可分为急性再障(acute aplastic anemia,AAA)和慢性再障(chronic aplastic anemia,CAA)两型。

(一)　急性再障

AAA 也称为重型再障Ⅰ型(severe aplastic anemia,SAA-Ⅰ),临床上表现为发病急,贫血进行性加重,并伴有严重的感染、内脏等部位出血的症状。

1. 血象　RBC 计数和 HBG 浓度呈平行性、进行性下降,成熟红细胞通常为正细胞正色素。网织红细胞严重减少,常小于 1%,绝对值小于 $15×10^9/L$。WBC 计数明显降低,以中性粒细胞降低为主,绝对值常小于 $0.5×10^9/L$;淋巴细胞相对增多(图 2-1)。血小板减少,常小于 $20×10^9/L$。

2. 骨髓象　骨髓增生极度减低(图 2-

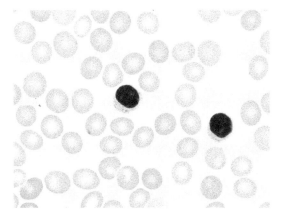

图 2-1　AAA 血象
红细胞常为正细胞正色素。粒细胞、血小板少见,淋巴细胞比例增高

2),骨髓小粒减少,脂肪滴增多(图 2-3)。如有骨髓小粒,常为空网状结构,造血细胞极少,多为非造血细胞(图 2-4,图 2-5)。粒系、红系均明显减少。粒系成熟细胞多见,红系可见中、晚幼红细胞,两系均少见早期的幼稚细胞(图 2-6,图 2-7)。巨核系细胞常缺如。非造血细胞(淋巴细胞、浆细胞、组织嗜碱细胞、破骨细胞、脂肪细胞等)相对增高(图 2-8~图 2-11),淋巴细胞可高达 80% 以上。成熟红细胞形态无明显改变。

(二) 慢性再障

CAA 发病较缓慢,常以贫血为主,感染、出血较轻。

1. 血象 RBC 计数和 HBG 浓度呈平行

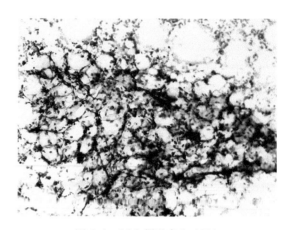

图 2-4 AAA 骨髓象(×100)
骨髓小粒呈空网状结构

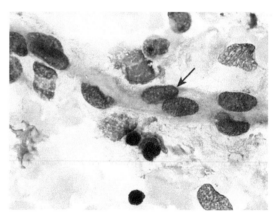

图 2-5 AAA 骨髓象
骨髓小粒内可见成纤维细胞

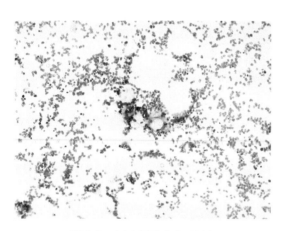

图 2-2 AAA 骨髓象(×100)
骨髓增生极度减低,巨核细胞少见或缺如

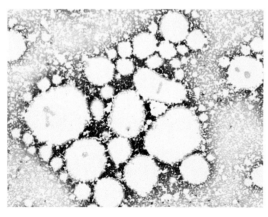

图 2-3 AAA 骨髓象(×100)
脂肪滴多见,造血细胞明显减少

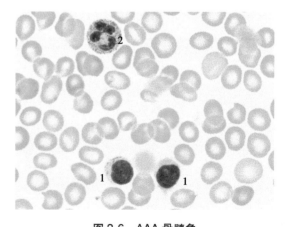

图 2-6 AAA 骨髓象
红、粒、巨核系细胞减少,淋巴细胞比例增高
1. 淋巴细胞;2. 中性分叶核粒细胞

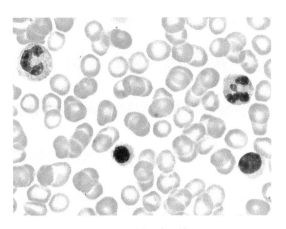

图 2-7　AAA 骨髓象(伴 IDA)
粒、红系幼稚细胞减少

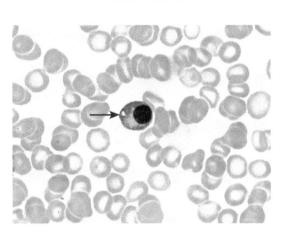

图 2-8　AAA 骨髓象(伴 IDA)
箭示浆细胞

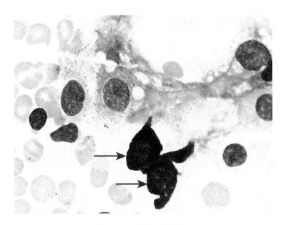

图 2-9　AAA 骨髓象
箭示组织嗜碱细胞

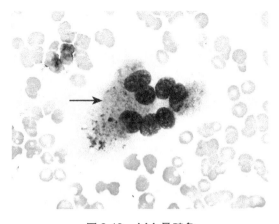

图 2-10　AAA 骨髓象
箭示破骨细胞

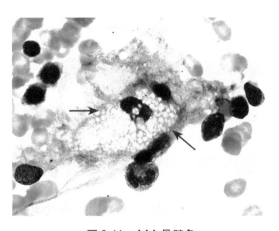

图 2-11　AAA 骨髓象
箭示脂肪细胞

下降,多为中度减低。网织红细胞计数大于1%,但绝对值低于正常。WBC 计数明显减少,但减少程度要明显低于 AAA,淋巴细胞相对增高。血小板数明显减少。成熟红细胞形态及染色大致正常。

2. 骨髓象　因骨髓受累呈向心性改变(胸骨和棘突的骨髓增生略好于髂骨),且存在代偿性、散在的增生灶,因此需进行多部位穿刺或骨髓活检。多数病人至少一个部位增生减低(图 2-12)。粒系增生减低或正常,以晚幼粒和成熟型粒细胞为主,胞质中的颗粒常粗大。红系增生通常减低,也可正常或者增高,常见"碳核"(胞核高度致密、浓染)样晚幼红细胞(图 2-13,图 2-14)。增生活跃

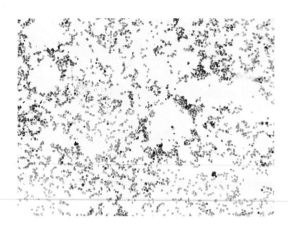

图 2-12　CAA 骨髓象(×100)
骨髓增生减低,巨核系减少或缺如

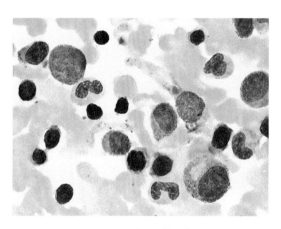

图 2-13　CAA 骨髓象
骨髓有时可见局灶性增生

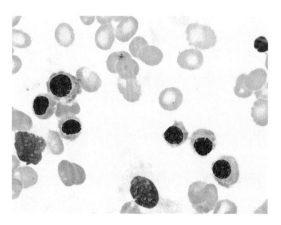

图 2-14　CAA 骨髓象
骨髓红系增生活跃,中晚幼红细胞易见

时,偶见巨大原始红细胞(图 2-15)。巨核细胞通常明显减少或缺如。淋巴细胞相对增高。骨髓小粒中非造血细胞增加,脂肪空泡多见(图 2-16,图 2-17)。

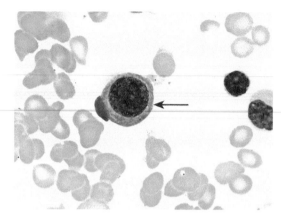

图 2-15　CAA 骨髓象
骨髓增生活跃时可见巨大原始红细胞(箭)

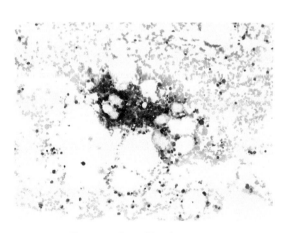

图 2-16　CAA 骨髓象(×100)
骨髓小粒可见空泡、网状结构

二、再生障碍危象

再生障碍危象(aplastic crisis),简称"再障危象",是指由多种原因所致的骨髓造血功能能急性停滞,故又称为急性造血功能停滞(acute arrest of hematopoiesis,AAH)。本病往往是在原有慢性贫血或其他疾病的基础上急性发作,病情危急。全血细胞减少,网织红细胞减低或缺如。感染,特别是病毒感染可能

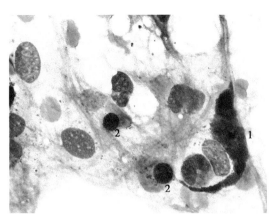

图 2-17 CAA 骨髓象
骨髓中可见纤维网状结构及非造血细胞。
1. 组织嗜碱细胞;2. 浆细胞

是主要的诱因。本病预后良好,多数病人在1~2 周内恢复。

1. 血象 RBC 计数、HBG 浓度明显减少,HBG 浓度常低至 20~30g/L,网织红细胞急剧下降或为 0,红细胞形态视原发病而定。WBC 计数可正常,当伴有粒细胞减少时,淋巴细胞比例明显升高,粒细胞胞质内可见中毒颗粒及空泡。血小板计数一般正常,但当巨核细胞受累时,血小板数可明显减少。

2. 骨髓象 骨髓增生活跃或明显活跃(图 2-18),偶有减低或重度减低者。当只有红系造血停滞时,正常幼红细胞极度减少,出现巨大原始红细胞,其特点是:胞体呈圆形或椭圆形,直径 30~50μm,周边可有瘤状突;胞

核较大,圆形或椭圆形,染色质呈细致点网状,核仁显隐不一;胞质呈深蓝色,不透明(图 2-19)。粒系和巨核系大致正常。当伴有粒系造血停滞时,正常粒细胞明显减少,可见巨大早幼粒细胞,胞质内颗粒增多,可有中毒颗粒或空泡(图 2-20);当伴有巨核细胞造血停滞时,可见巨核细胞减少,多为颗粒巨,无血小板形成,有退行性变。当三系均造血停滞时,骨髓增生重度减低,造血细胞明显减少,非造血细胞比例明显增高,骨髓象与AAA 相同,但部分病人可见异型淋巴细胞和反应性组织细胞增多,偶见早期粒系、红系细胞。

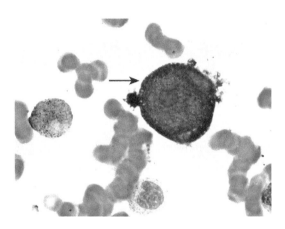

图 2-19 再障危象骨髓象
箭示有瘤状突的巨大原始红细胞

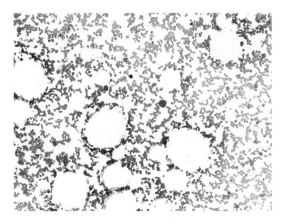

图 2-18 再障危象骨髓象(×100)
骨髓增生活跃

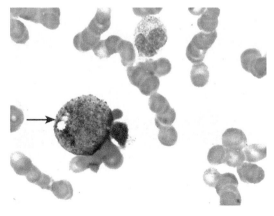

图 2-20 再障危象骨髓象
箭示巨大早幼粒细胞,胞质内含有空泡

三、纯红细胞再生障碍性贫血

纯红细胞再生障碍性贫血(pure red cell aplasia,PRCA),简称"纯红再障",是一种由多种原因引起,骨髓单纯红细胞系统造血功能障碍性的贫血。本病分为先天性和获得性两大类,先天性 PRCA 又称 Diamond-Blakfan 贫血(D-B 贫血)是一种罕见的慢性贫血,多有遗传基因的异常,部分患儿可合并先天性畸形。获得性 PRCA 又根据是否有原发疾病分为原发性和继发性两种。原发性通常原因不明,继发性的常见病因有免疫因素、药物诱导及病毒感染等。PRCA 呈渐进缓慢的发展过程,有贫血的一般症状,常无出血、发热和肝、脾大。

1. **血象**　HBG 浓度进行性下降,属正细胞正色素性贫血,网织红细胞显著减少或缺如。WBC 计数和分类大致正常,血小板大多正常(图 2-21)。

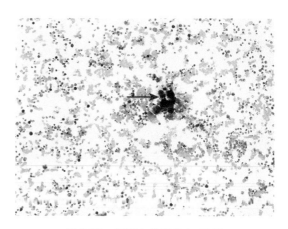

图 2-22　PRCA 骨髓象(×100)
骨髓增生活跃,巨核细胞易见(箭)

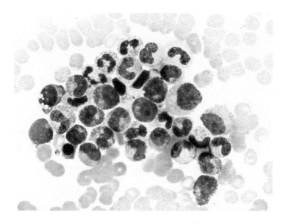

图 2-23　PRCA 骨髓象
幼红细胞减少,粒系细胞明显增多

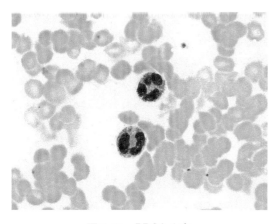

图 2-21　PRCA 血象
正细胞正色素性贫血,白细胞、血小板大致正常

2. **骨髓象**　多数病人骨髓增生活跃,少数增生低下,巨核细胞大致正常,骨髓小粒内可见脂肪空泡(图 2-22)。各阶段幼红细胞极度减少或缺如。粒系细胞相对增高,但各阶段细胞形态及比例均无明显改变(图 2-23,图 2-24)。

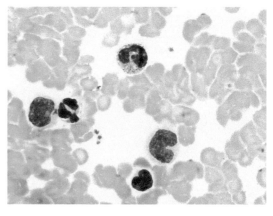

图 2-24　PRCA 骨髓象
幼红细胞未见,其他细胞形态大致正常,血小板易见

第二节 铁代谢障碍性贫血

铁是人体必需的微量元素,是合成血红蛋白的重要原料,也是红细胞的重要组成成分,铁还参加体内很多重要的生物化学过程,因此铁缺乏或利用障碍时,可以导致血红蛋白合成不足,引起贫血,并造成组织细胞的多方面功能紊乱。

一、缺铁性贫血

缺铁性贫血(iron deficiency anemia,IDA)是由于人体对铁的需要量增加和(或)铁的吸收减少而导致体内储存铁耗尽,不能满足正常红细胞合成血红蛋白所需要的铁而引起的贫血。

1. 血象 缺铁早期常无贫血,随着缺铁加重,可出现明显的小细胞低色素性贫血,即典型的 IDA。

(1) RBC、HGB:①轻、中度贫血:HBG浓度明显降低,RBC 计数仍可在正常范围,但 MCV、MCH、MCHC 明显低于正常。镜下可见红细胞大小不等,以小细胞为主,中心淡染区扩大,可见环形红细胞,也可见椭圆形、靶形及形状不规则的低色素红细胞(图 2-25)。②重度贫血:RBC 计数减低,镜下环形、椭圆形、异形红细胞更多见(图 2-26)。

(2) 网织红细胞:可正常、降低或轻度增高。

(3) WBC 和血小板:WBC 计数和各类细胞比例有时会受病人的原发疾病影响(如钩虫病引起的缺铁时,嗜酸性粒细胞多见),但形态大致正常,血小板计数一般正常。

2. 骨髓象 骨髓增生活跃或明显活跃(图 2-27),粒红比值降低。红系增生明显,以中、晚幼红细胞为主,中幼红细胞核染色质块状致密深染,胞质量少、边缘常不规则,着色偏蓝;晚幼红细胞胞核固缩深染,结构不清晰,因血红蛋白合成不足,胞质呈嗜多色性,边缘不整,常呈锯齿状或如破布。幼红细胞

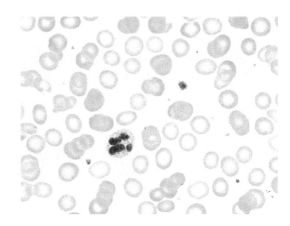

图 2-25 IDA 血象
成熟红细胞大小不均,中心淡染区扩大,小环形红细胞多见

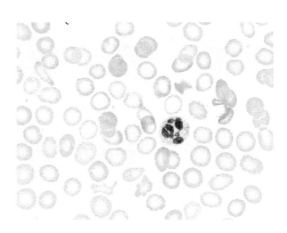

图 2-26 IDA 血象
环形、椭圆形、畸形红细胞多见

图 2-27 IDA 骨髓象(×100)
骨髓增生明显活跃

表现为核质发育不平衡,即"核老质幼"的特征(图2-28~图2-31)。成熟红细胞形态同外周血。粒系细胞相对减少,各阶段间的比例及形态大致正常(图2-32)。淋巴细胞、单核细胞、巨核细胞各阶段数量及形态大致正常,血小板无明显改变。

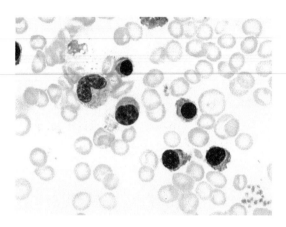

图 2-28　IDA 骨髓象
红系增生明显,中幼红胞质量少,偏蓝,边缘不整,可见大小不一的环形红细胞

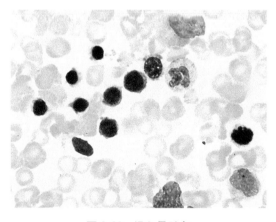

图 2-29　IDA 骨髓象
以中、晚幼红细胞为主,晚幼红细胞胞体较小,胞核小而致密、浓染。胞质量少、边缘不规则,呈嗜多色性

3. **细胞化学染色** 随着缺铁逐渐加重,细胞外铁减少或消失(图2-33);细胞内铁减少或缺如,铁颗粒变小淡染(图2-34)。

二、铁粒幼红细胞贫血

铁粒幼红细胞贫血(sideroblastic anemia,

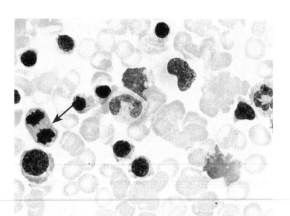

图 2-30　IDA 骨髓象
红系增生活跃,箭示红系分裂象,成熟红细胞呈低色素表现

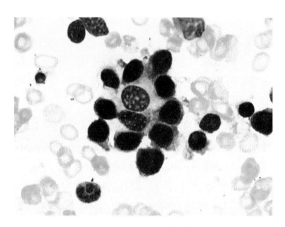

图 2-31　IDA 骨髓象
中央为幼红细胞造血岛,巨噬细胞周围均为中、晚幼红细胞,幼红细胞呈"核老质幼"改变

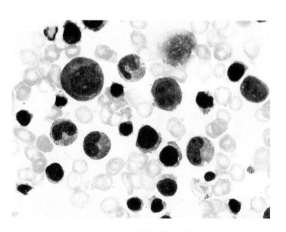

图 2-32　IDA 骨髓象
粒系细胞数量减少,各阶段细胞形态无明显改变

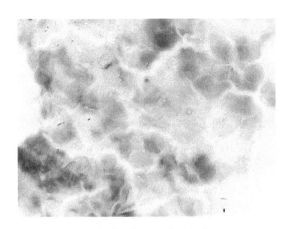

图 2-33　IDA 骨髓铁染色
细胞外铁阴性

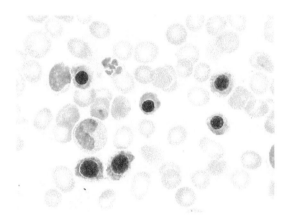

图 2-34　IDA 骨髓铁染色
中、晚幼红细胞内未见铁颗粒,细胞内铁阴性

SA)是由于不同原因所致的一组贫血综合征。其特征是血清铁和血清铁蛋白增高,细胞铁染色可见大量环形铁粒幼红细胞。SA 按病因可分为遗传性和获得性两大类,后者又分为原发性和继发性两类。原发性 SA 见于 MDS,继发性 SA 通常由药物和毒物引起,也可见于免疫性疾病、多发性骨髓瘤、巨幼细胞贫血等。

1. **血象**　病因不同,血象特征也不同。RBC 计数、HBG 浓度不同程度减低,红细胞可具有双形性(正细胞或大细胞伴小细胞低色素)(图 2-35)。成熟红细胞大小不均,异形红细胞、嗜多色性红细胞、点彩红细胞易见。WBC 计数一般正常,获得性 SA 可见中

性粒细胞颗粒过少、Pelger-Huët 样畸形及少量幼粒细胞(参见 MDS)。血小板计数一般正常或减低。

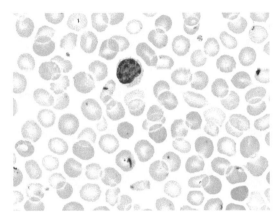

图 2-35　SA 血象
成熟红细胞大小不一,形态不整

2. **骨髓象**　病因不同骨髓象表现也不一样,原发性 SA 表现为 MDS 特征,骨髓增生活跃(图 2-36),红系明显增生,幼红细胞形态异常(图 2-37),可见巨幼样变、双核、核固缩、胞质偏蓝或有空泡,成熟红细胞大小不一。粒系细胞相对减少,也可见病态造血。巨核细胞一般正常。

3. **细胞化学染色**　细胞内、外铁均明显增加,铁粒幼细胞增多(可达 80% ~ 90%),可见环形铁粒幼红细胞(图 2-38)及含有铁颗粒的成熟红细胞。

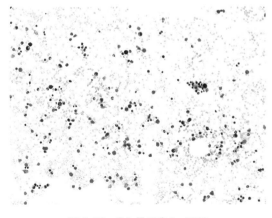

图 2-36　SA 骨髓象(×100)
骨髓增生活跃

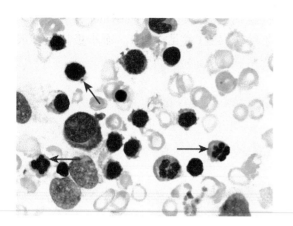

图 2-37　SA 骨髓象
幼红细胞大小不一,可见核碎裂(红箭)、核固缩及 H-J 小体(蓝箭)等。成熟红细胞呈低色素特征

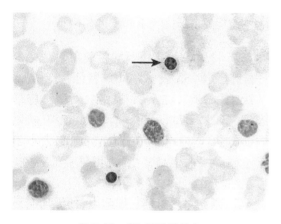

图 2-38　SA 骨髓铁染色
箭示环形铁粒幼红细胞

第三节　巨幼细胞贫血

巨幼细胞贫血(megaloblastic anemia,MA)主要是由于叶酸和(或)维生素 B_{12} 缺乏,使 DNA 合成障碍,但胞质中 RNA、HBG 的合成不受影响,最终导致巨幼红细胞形成,表现为"核幼质老"发育不平衡的改变。粒系和巨核系细胞也可以发生巨幼变,最终导致细胞寿命缩短,发生无效造血。外周血常表现为全血细胞减少和大细胞性贫血。

1. 血象　单纯巨幼细胞贫血表现为大细胞正色素性贫血,RBC 计数和 HBG 浓度

的下降不平行,RBC 数下降更明显。外周血 RBC 大小不等,以椭圆形大红细胞多见,形态不规则,着色较深,也可见巨红细胞、点彩红细胞、含 H-J 小体或巨幼变的有核红细胞(图 2-39,图 2-40)。如伴有缺铁性贫血,可出现双形性贫血特征(图 2-41)。网织红细胞正常或轻度升高。WBC 数量正常或减低,可见巨幼变的中性多分叶核粒细胞(5 叶以上)(图 2-42,图 2-43)。血小板计数正常或减低,可见巨大血小板(图 2-44)。

2. 骨髓象　骨髓增生活跃或明显活跃(图 2-44,图 2-45),粒红比值降低或倒置。红细胞系统增生明显伴巨幼变,巨幼红细胞常大于 10%。巨原红、巨早幼红细胞比例增高(图 2-46~图 2-49),有时可见核畸形、核碎

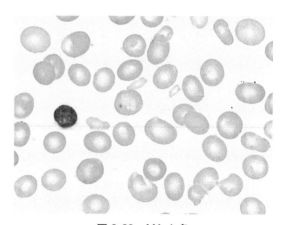

图 2-39　MA 血象
RBC 大小不等,可见大红细胞、巨红细胞、畸形红细胞

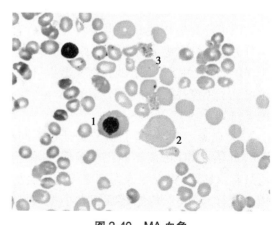

图 2-40　MA 血象
1. 巨晚幼红细胞;2. 巨大红细胞;3. 大红细胞

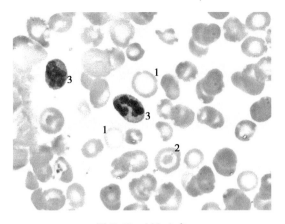

图 2-41　MA 血象

红细胞大小不一,部分呈低色素(混合性贫血),可见:1. 环形红细胞;2. 靶形红细胞;3. 分叶过多的核中性粒细胞

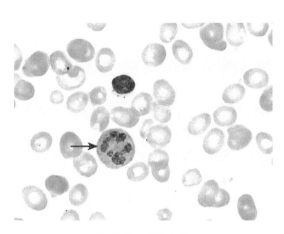

图 2-42　MA 血象

红细胞大小不一,形态不整,可见分叶过多的中性粒细胞(箭)

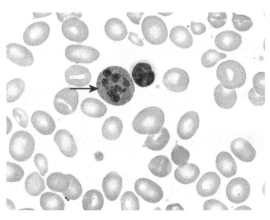

图 2-43　MA 血象

成熟红细胞大小不均,血小板大小不一,可见分叶过多的中性粒细胞

图 2-44　MA 骨髓象(×100)

骨髓增生活跃

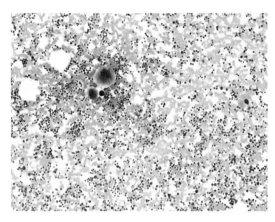

图 2-45　MA 骨髓象(×100)

骨髓增生明显活跃,巨核细胞可见

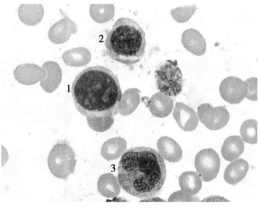

图 2-46　MA 骨髓象

1. 巨原红细胞:胞体增大,染色质疏松呈网状或点网状排列,核仁可见;2. 巨中幼红细胞;3. 巨杆状核中性粒细胞,染色质疏松呈网状

裂和多核巨幼红细胞。易见嗜碱性点彩红细胞或幼红细胞、分裂细胞及 H-J 小体(图 2-50~图 2-54)。粒系细胞相对减少,各阶段均可发生巨幼变,以巨晚幼粒和巨杆状核粒细胞居多,也可见巨多分叶核中性粒细胞(图2-55~图 2-56)。巨核系细胞也可巨幼变,可见核分叶过多和核碎裂的巨核细胞(图2-57~图 2-60)。淋巴细胞形态常无明显改变,偶见单核细胞巨幼变。

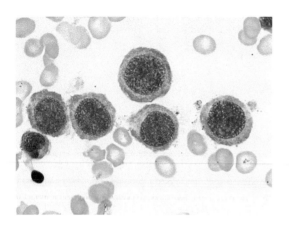

图 2-47 MA 骨髓象

中央为 5 个巨早幼红细胞,胞体增大,染色质呈点网状聚集,胞质丰富,深染

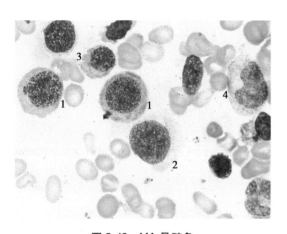

图 2-48 MA 骨髓象

1. 巨中幼红细胞;2. 退化的巨幼红细胞;3. 正常中幼红细胞;4. 巨晚幼粒细胞

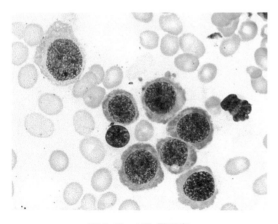

图 2-49 MA 骨髓象

巨中幼红细胞增多,大红细胞易见

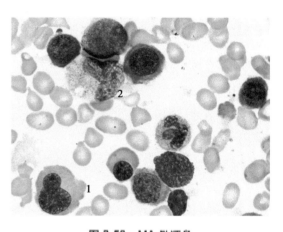

图 2-50 MA 骨髓象

1. 巨中幼红细胞,核不规则;2. 巨中性晚幼粒细胞,胞核扭曲

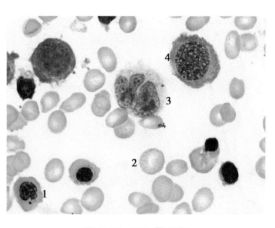

图 2-51 MA 骨髓象

1. 含 H-J 小体的晚幼红细胞;2. 嗜碱性点彩红细胞;3. 巨杆状核中性粒细胞;4. 巨中幼红细胞

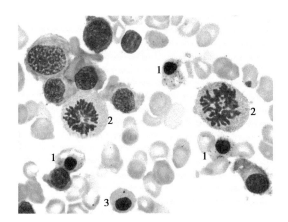

图 2-52　MA 骨髓象
1. 嗜碱性点彩晚幼红细胞；2. 红系分裂细胞；
3. 含 H-J 小体的晚幼红细胞

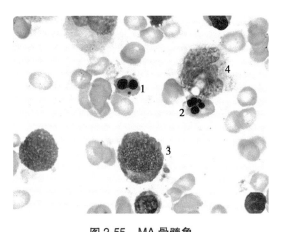

图 2-55　MA 骨髓象
1. 含 H-J 小体的双核晚幼红细胞；2. 晚幼红细胞
核碎裂；3. 巨早幼红；4. 巨杆状核中性粒细胞

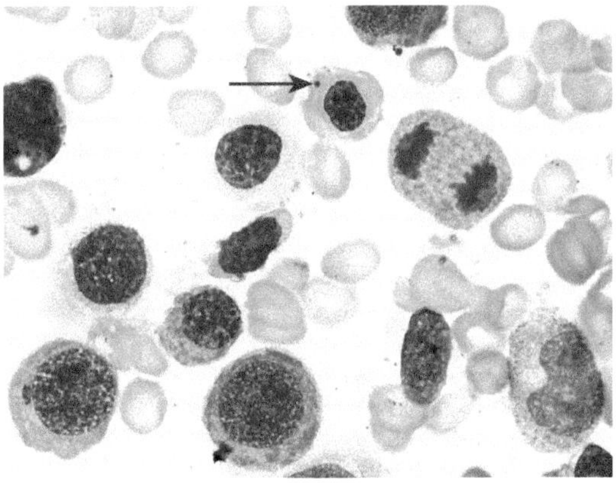

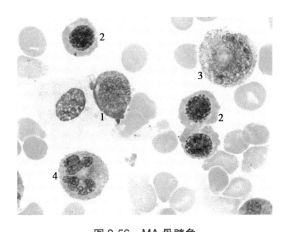

图 2-53　MA 骨髓象
红系巨幼变明显,可见分裂细胞,箭示含 H-J
小体的晚幼红细胞

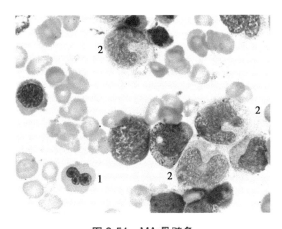

图 2-56　MA 骨髓象
1. 巨早幼红细胞；2. 正常中幼红细胞；3. 巨中性
杆状核粒细胞；4. 巨多分叶核中性粒细胞

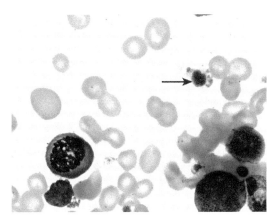

图 2-54　MA 骨髓象
1. 晚幼红细胞,核分叶；2. 巨幼变中性杆状核粒细
胞:胞体大,核肿胀变大,不规则,染色质疏松网状

图 2-57　MA 骨髓象
成熟红细胞大小不一,可见大血小板(箭)

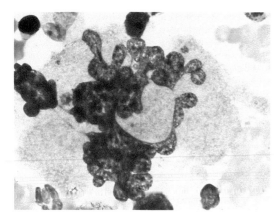

图 2-58 MA 骨髓象
异常分叶的巨核细胞

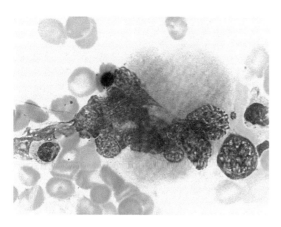

图 2-59 MA 骨髓象
分叶过多的巨核细胞,伴巨幼变

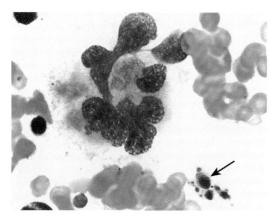

图 2-60 MA 骨髓象
图中央为巨幼变的巨核细胞,可见成堆血小板,
血小板大小不一(箭)

第四节 溶血性贫血

溶血性贫血(hemolytic anemia,HA)是由于某种原因使红细胞破坏增加,超过了骨髓代偿能力所引起的一类贫血。根据病因和发病机制,HA 可分为先天性和获得性两大类,前者常因遗传性红细胞内在缺陷(如细胞膜、酶、血红蛋白分子结构)所致,而后者多由于红细胞外在因素异常(如免疫、药物、生物、物理等因素)所致。

1. 血象 ①RBC 计数、HBG 浓度呈平行性下降,一般为正细胞正色素或小细胞低色素贫血。血片中常见红细胞大小不一,形态不整,可以出现有核红细胞(图 2-61)、嗜碱性点彩红细胞、含 Cabot 环或 H-J 小体的红细胞、嗜多色性红细胞及红细胞碎片等。观察红细胞形态的异常对提示不同的 HA 病因有重要意义。如膜缺陷的溶贫可见小球形、椭圆形、口形、棘形红细胞(图 2-62,图 2-63)。珠蛋白生成障碍性溶贫可见靶形红细胞(图 2-64,图 2-65)。自身免疫性溶血性贫血(autoimmune hemolytic anemia,AIHA)可见大、巨大红细胞及大量球形红细胞。阵发性睡眠性血红蛋白尿症(paroxysmal nocturnal hemoglobinuria,PNH)可伴有低色素的小红细胞,环形红细胞等。②网织红细胞明显增高。③WBC 计数一般正常,有时可增多或减少,或出现核左移现象。血小板数量一般正常,少数病人可减少。

2. 骨髓象 骨髓增生明显或极度活跃,粒红比值减低或倒置(图 2-66)。红系增生明显活跃,以中、晚幼红细胞增生为主,原红和早幼红细胞亦相应增多(图 2-67,图 2-68)。幼红细胞胞体正常或略大,也可出现巨幼样变幼红细胞(图 2-69);胞核可呈不规则形、分叶状、核碎裂或多个核;分裂细胞多见(图 2-70~图 2-73)。易见含 H-J 小体、嗜碱性点彩的幼红细胞(图 2-74,图 2-75),偶见 Cabot 环的红细胞。粒系、巨核系细胞常无明显改变,偶见巨大巨核细胞。成熟红细胞形态同外周血,异常红细胞形态可提示溶血病因(图 2-76)。血小板易见。

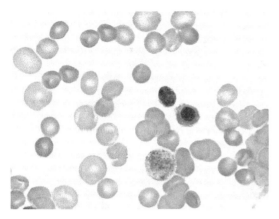

图 2-61 HA 血象
成熟红细胞大小不均,可见有核红细胞

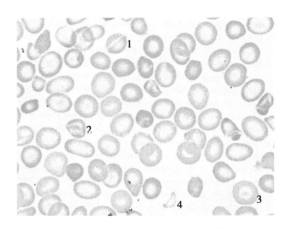

图 2-64 HA 血象(珠蛋白生成障碍性贫血)
1. 口形红细胞;2. 盔形红细胞;3. 靶形红细胞;4. 红细胞碎片

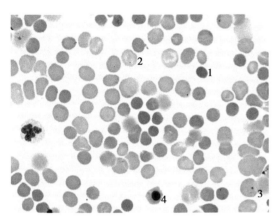

图 2-62 HA 血象(遗传性球形红细胞增多症)
1. 小球形红细胞;2. 嗜多色性红细胞;3. 含 H-J 小体的红细胞;4. 晚幼红细胞

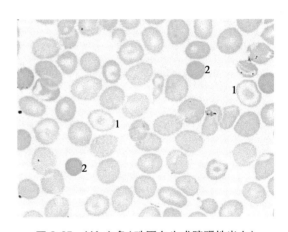

图 2-65 HA 血象(珠蛋白生成障碍性出血)
成熟红细胞大小不一,可见:1. 靶形红细胞;2. 小球形红细胞

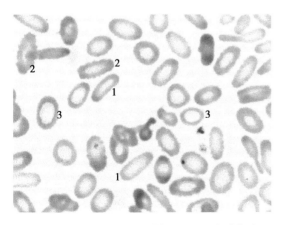

图 2-63 HA 血象(遗传性椭圆形红细胞增多症)
1. 椭圆形红细胞;2. 棘形椭圆红细胞;3. 大小不一的环形红细胞

图 2-66 HA 骨髓象(×100)
骨髓增生极度活跃

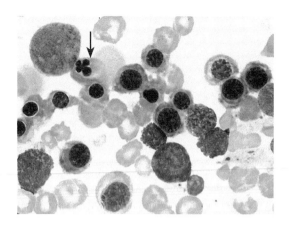

图 2-67 HA 骨髓象
红系增生明显活跃,以中、晚幼红细胞为主,
可见晚幼红细胞核碎裂(箭)

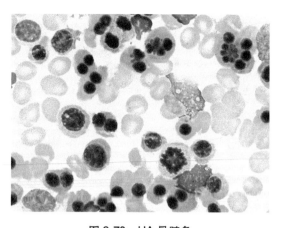

图 2-70 HA 骨髓象
红系增生活跃,可见双核中、晚幼红细胞;核碎裂
晚幼红细胞及红系分裂细胞(中期)

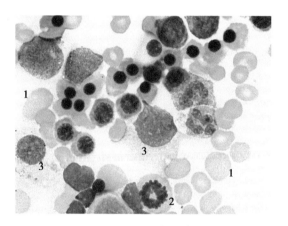

图 2-68 HA 骨髓象
红系增生明显,以中、晚幼红细胞为主,成熟红细
胞大小不一。1. 巨大红细胞;2. 红系分裂细胞
(中期);3. 退化细胞

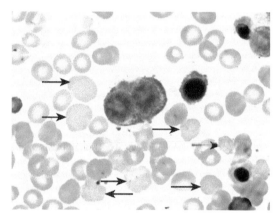

图 2-71 HA 骨髓象
可见大量嗜多色性红细胞(箭),视野中央为
一双核幼红细胞

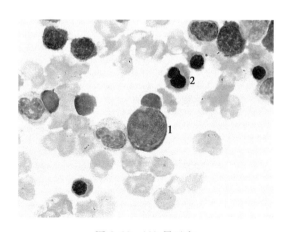

图 2-69 HA 骨髓象
1. 巨幼样变的原始红细胞;2. 双核晚幼红细胞

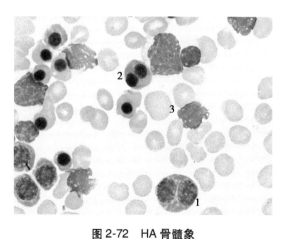

图 2-72 HA 骨髓象
红系细胞增生活跃,成熟红细胞大小不一,可见:
1. 双核中幼红细胞;2. 双核晚幼红细胞;3. 大红细胞

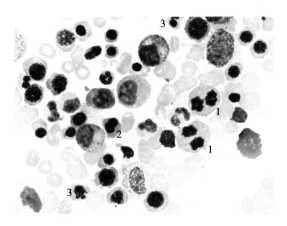

图 2-73 HA 骨髓象
以红系增生为主,嗜多色性红细胞多见,粒系细胞未见异常。1. 红系分裂细胞;2. 双核幼红细胞;3. 幼红细胞核碎裂

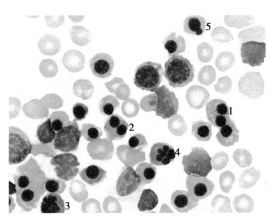

图 2-75 HA 骨髓象
1. 嗜碱性点彩双核晚幼红细胞;2. 双核晚幼红细胞;3. 花瓣形核幼红细胞;4. 幼红细胞核碎裂;5. 幼红细胞核出芽

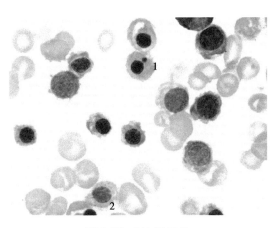

图 2-74 HA 骨髓象
1. 含 H-J 小体的晚幼红细胞;2. 嗜碱性点彩晚幼红细胞

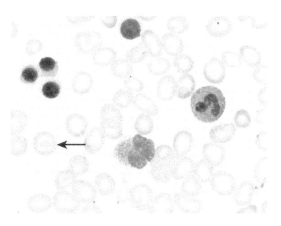

图 2-76 HA 骨髓象(珠蛋白合成障碍性贫血)
成熟红细胞大小不一,形态不整,中央淡染区扩大,可见环形、靶形红细胞(箭)

(吴春梅)

第三章

急性白血病

白血病（leukemia）是一组高度异质性的造血干细胞克隆性疾病，其特点为白血病细胞恶性增殖、分化成熟阻滞，并伴有凋亡减少。若阻滞发生在较早阶段，则称为急性白血病（acute leukemia，AL），主要包括急性髓系白血病和前体B与T淋巴肿瘤。AL分型从最初以形态学为主的FAB分型，逐渐过渡到结合形态学（morphology）、免疫学（immunology）、细胞遗传学（cytogenetics）和分子生物学（molecular biology）的MICM分型体系，WHO标准就是基于MICM分型并结合疾病临床特征的精确分型方案。

第一节 急性髓系白血病

急性髓系白血病（acute myeloid leukemia，AML）是以髓系起源的白血病细胞在血液及骨髓等组织中克隆性增殖为主要特征，部分亚型具有重现性遗传学异常和特异性融合基因。

一、AML 伴 t（8；21）（q22；q22）；RUNX1-RUNX1T1

AML 伴 t（8；21）（q22；q22）；RUNX1-RUNX1T1 是一种粒系部分分化成熟的AML，其细胞形态学特征类似于FAB分型方案中的 M_2b，90%以上病人可伴有重现性细胞遗传学异常 t（8；21）（q22；q22）；RUNX1-RUNX1T1，该易位导致AML1基因重排而形成 AML1/ETO 融合基因。

1. 血象 RBC计数及HGB浓度中度减低，WBC计数多正常或减低。分类可见各阶段幼稚粒细胞，异常中性中幼粒细胞明显增多（图3-1），嗜酸、嗜碱性粒细胞也可增多。随着病情的进展，多数病人WBC计数常有增高趋势，胞质内可见 Auer 小体（图3-2）。血小板计数减低。

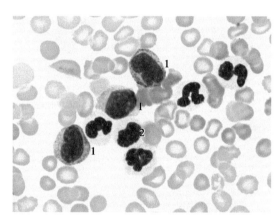

图 3-1　AML 伴 t（8；21）（q22；q22）血象
1. 异常中性中幼粒细胞；2. 晚幼粒细胞

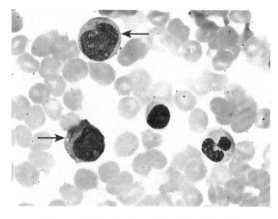

图 3-2　AML 伴 t（8；21）（q22；q22）血象
箭示异常中性中幼粒细胞胞质中可见 Auer 小体

2. **骨髓象** 骨髓增生明显活跃或活跃(图3-3)。粒系细胞增生明显活跃,以异常中性中幼粒细胞为主,可≥20%,其形态特点是核质发育不平衡。核染色质细致疏松,核仁大而明显,胞质丰富,含大量细小粉红色中性颗粒,呈弥散分布,常见空泡和双层胞质,内胞质量多,呈粉红色,外胞质量少,呈浅蓝色,且呈伪足状,Auer小体易见(图3-4~图3-7)。原始粒细胞及早幼粒细胞亦可增多。红系及巨核系细胞均增生减低。

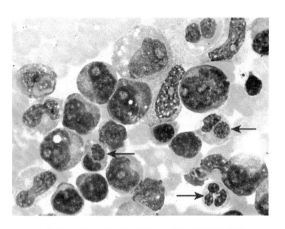

图3-5 AML伴t(8;21)(q22;q22)骨髓象 以异常中性中幼粒细胞为主,可见部分成熟粒细胞,箭示中性分叶核粒细胞

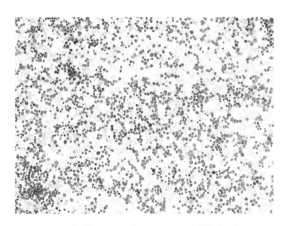

图3-3 AML伴t(8;21)(q22;q22)骨髓象(×100) 骨髓增生明显活跃

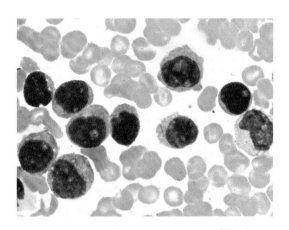

图3-6 AML伴t(8;21)(q22;q22)骨髓象 以异常中性中幼粒细胞为主,核染色质疏松,核仁清楚,核质发育不平衡

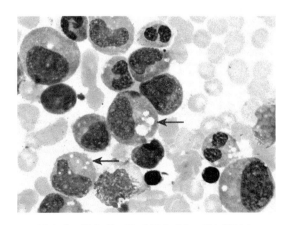

图3-4 AML伴t(8;21)(q22;q22)骨髓象 以异常中性中幼粒细胞为主,部分细胞胞质内可见空泡(箭)

3. **细胞化学染色** MPO染色呈阳性或强阳性反应(图3-8)。

4. **细胞遗传学** t(8;21)(q22;q22)易

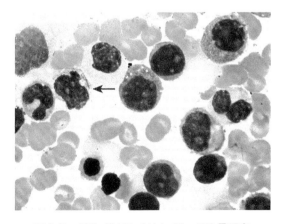

图3-7 AML伴t(8;21)(q22;q22)骨髓象 异常中性中幼粒细胞胞质中出现Auer小体(箭)

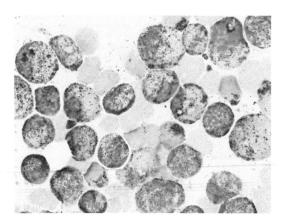

图 3-8　AML 伴 t(8;21)(q22;q22)MPO 染色
粒系细胞强阳性

位是本病常见的非随机染色体重排,其检出率高达 90%(图 3-9)。

二、AML 伴 inv(16)(p13.1;q22)或 t(16;16)(p13.1;q22);*CBFβ-MYH11*

AML 伴 inv(16)(p13.1;q22)为具有单核细胞系和粒细胞系分化迹象的 AML,相当于 FAB 分型中的 AML-M4Eo,骨髓中有特征性的异常嗜酸性粒细胞,多伴有 inv(16)(p13.1;q22)或 t(16;16)(p13.1;q22)重现性细胞遗传学异常。

1. 血象　RBC 计数、HGB 浓度常减低。

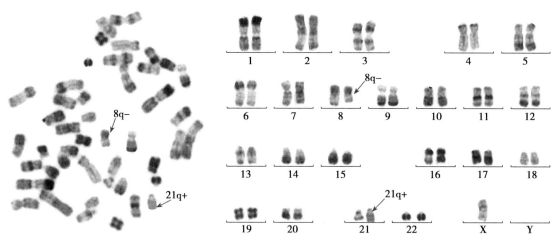

图 3-9　AML 伴 t(8;21)(q22;q22)病人骨髓细胞染色体核型(R 带)
45,X,-Y,t(8;21)(q22;q22)

WBC 计数减低,分类可见各阶段粒细胞和单核细胞,嗜酸性粒细胞增高(图 3-10),血小板计数减低。

2. 骨髓象　骨髓增生明显活跃或极度活跃,粒、单两系同时增生,原始粒细胞及原始、幼稚单核细胞增高,胞质中可见 Auer 小体。嗜酸性粒细胞增多,各阶段均可见,异常嗜酸性粒细胞占 5%~30%,这类细胞胞核多为圆形、不分叶,胞质内充满粗大的橘黄色嗜酸性颗粒,常伴粗大深染的棕黑色颗粒(图3-11,图 3-12)。红系、巨核系增生均受抑制,可见小巨核细胞。

三、急性早幼粒细胞白血病伴 t(15;17)(q22;q12);*PML-RARα*

急性早幼粒细胞白血病(acute promyelocytic leukemia,APL)为异常早幼粒细胞的恶性增生,并具有重现性细胞遗传学异常 t(15;17)(q22;q12)的急性髓系白血病,即 FAB 分型的 AML-M3。APL 发病急,临床上除有发热、贫血和浸润等急性白血病症状外,容易并发 DIC,广泛而严重的出血是本病主要临床特点。t(15;17)(q22;q12)易位形成的 *PML-RARα* 融合基因是 APL 特有的分子诊断标志。全反式维甲酸诱导分化治疗,能

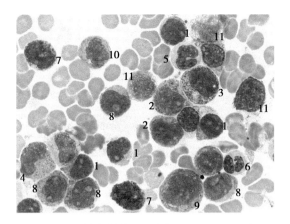

图 3-10　AML 伴 inv(16)(p13.1;q22)血象
1. 原粒细胞;2. 早幼粒细胞;3. 中性中幼粒细胞;4. 中性晚幼粒细胞;5. 中性杆状核粒细胞;6. 中性分叶核粒细胞;7. 嗜酸分叶核粒细胞;8. 原始单核细胞;9. 幼稚单核细胞;10. 单核细胞;11. 退化细胞

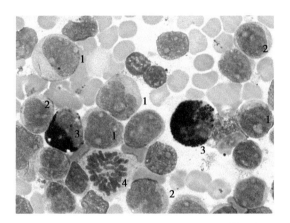

图 3-11　AML 伴 inv(16)(p13.1;q22)骨髓象
1. 原始单核细胞;2. 幼稚单核细胞;3. 异常嗜酸性粒细胞;4. 核分裂细胞

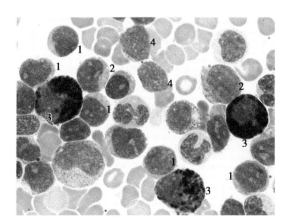

图 3-12　AML 伴 inv(16)(p13.1;q22)骨髓象
1. 原始粒细胞;2. 早幼粒细胞;3. 异常嗜酸性粒细胞;4. 退化细胞

使 85% 以上的病人获得缓解,预后较好。

1. 血象　RBC 计数及 HGB 浓度呈不同程度减低。WBC 计数常减少,分类以异常早幼粒细胞为主,常高达 90% 以上,可见少数原粒及其他阶段的粒细胞(图 3-13),易见 Auer 小体(图 3-14)。血小板计数明显减少。

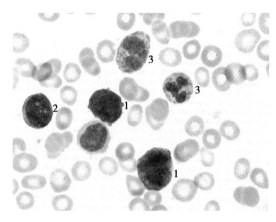

图 3-13　APL 血象
1. 异常早幼粒细胞;2. 原始粒细胞;3. 中性分叶核粒细胞

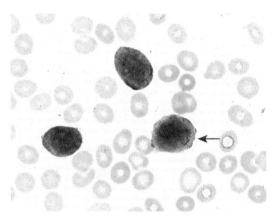

图 3-14　APL 血象
箭示异常早幼粒细胞内可见 Auer 小体

2. 骨髓象　骨髓增生极度活跃(图 3-15)。粒系极度增生,以颗粒增多的异常早幼粒细胞为主,占 30%~90%(NEC),可见一定数量的原粒及中幼粒细胞,早幼粒细胞与原始粒细胞之比为 3:1 以上。异常早幼粒细胞的特征是大小不一,外形不规则,常有瘤状突。胞核略小,常偏位,形态多样,可呈凹陷、折叠、扭曲、双核或分叶状,核染色结构不定,核仁 1~3 个,有的被颗粒遮盖而不清楚。胞质丰富,呈蓝色或灰色,充满大量粗大的紫红色嗜天青颗粒,致使核、质分界不清,但也有细胞颗粒纤细,较少,类似单核细胞。Auer 小体易见,若多条 Auer 小体呈束状交叉排列,形似柴捆样,称之为"柴捆细胞"(faggot cell)(图 3-16~图 3-20)。

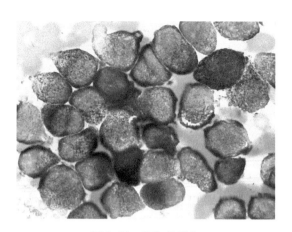

图 3-17　APL 骨髓象
可见大量异常早幼粒细胞,胞质中充满大量粗大的紫红色嗜天青颗粒

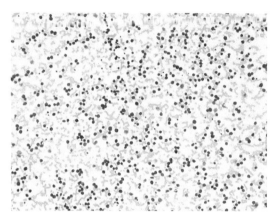

图 3-15　APL 骨髓象(×100)
骨髓增生极度活跃

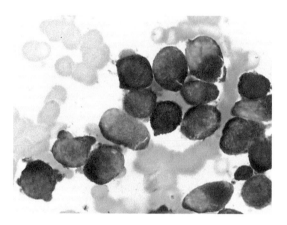

图 3-18　APL 骨髓象
异常早幼粒细胞胞质分内外层,内层含有大量异常嗜天青颗粒,外层无颗粒,常呈伪足状突起

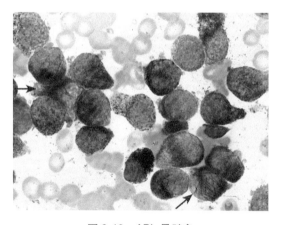

图 3-16　APL 骨髓象
箭示"柴捆细胞"

3. 细胞化学染色　MPO、NAS-DCE 染色呈阳性或强阳性反应(图 3-21,图 3-22)。α-NAE 可呈阳性反应,但不被氟化钠抑制,α-NBE 染色阴性,依此可与急单作鉴别。

4. 细胞遗传学　t(15;17)(q22;q12)易位是 M3 常见的特异性染色体异常,其检出

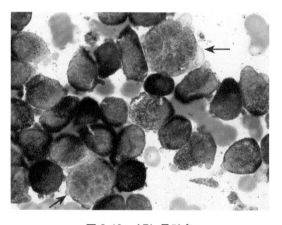

图 3-19　APL 骨髓象
异常早幼粒细胞明显增多,箭示核分裂的早幼粒细胞

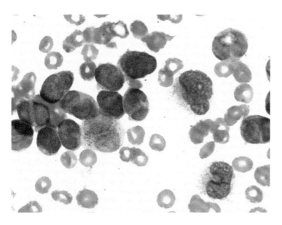

图 3-20 APL 骨髓象
异常早幼粒细胞胞核扭曲折叠,胞质中充满
细小的嗜天青颗粒

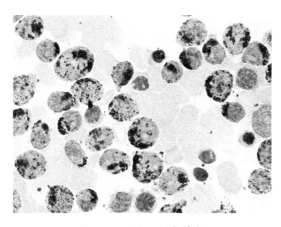

图 3-21 APL MPO 染色
异常早幼粒细胞呈强阳性

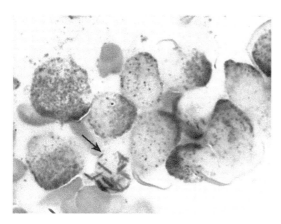

图 3-22 APL NAS-DCE 染色(甲基绿复染)
异常早幼粒细胞强阳性,箭示"柴捆"细胞

率高达 70%~90%(图 3-23)。

四、急性髓系白血病微分化型(M₀)

急性髓系白血病微分化型(AML with minimal differentiation),是指细胞形态学和常规的细胞化学染色不能确定髓系分化的证据,但免疫表型和(或)超微结构检查证实有髓系分化抗原,而不表达 T 和 B 细胞系分化抗原。该病多见于老年人,肝、脾、淋巴结肿大不明显,治疗效果差,生存期短。

1. 血象 RBC 计数及 HGB 浓度明显减少,WBC 计数可升高或减少,分类可见原始细胞,但百分数较低。血小板计数正常或明显减低。

2. 骨髓象 骨髓增生明显活跃,髓系原始细胞≥20%,可达 90% 以上。原始细胞中等大小,核圆形,可略有凹陷,染色质细致,核仁明显。胞质量少,嗜碱性强,无嗜天青颗粒及 Auer 小体,易误诊为急性淋巴细胞白血病。有时原始细胞较小,染色质聚集,核仁不明显,胞质量少(图 3-24)。红系、巨核系有不同程度的增生减低。

五、急性髓系白血病未成熟型(M₁)

急性髓系白血病未成熟型(AML without maturation),即 FAB 分型方案的 AML-M₁,约占 AML 的 10%,多见于成年人,大部分病人起病急骤,进展迅速,病情凶险,常伴有感染、发热、出血、贫血及髓外浸润等表现。

1. 血象 RBC 计数及 HGB 浓度明显减少。WBC 常升高,以原始粒细胞为主,占30%~60%,有时高达 90% 以上(图 3-25)。血小板计数中度至重度减少。

2. 骨髓象 骨髓增生极度或明显活跃(图 3-26)。粒系细胞极度增生,原始粒细胞≥90%(NEC),可见小原粒细胞(胞体小、常有伪足。胞核圆形,核染色质较正常原粒细胞密集呈细颗粒状,核仁清楚。胞质量少、无颗粒、深蓝色)(图 3-27)。早幼粒细胞少见,中幼粒细胞及以下各阶段细胞罕见或不见,

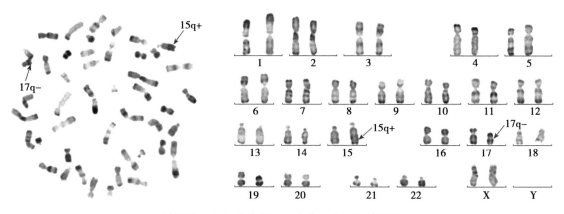

图 3-23   APL 病人骨髓细胞染色体核型（R 带）
46,XX,t(15;17)(q22;q12)

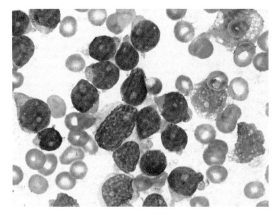

图 3-24   AML-M$_0$ 骨髓象
原始细胞染色质细致,核仁明显,胞质嗜碱性强

图 3-26   AML-M1 骨髓象（×100）
骨髓增生极度活跃

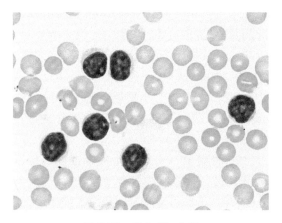

图 3-25   AML-M$_1$ 血象
血片中可见大量原始粒细胞

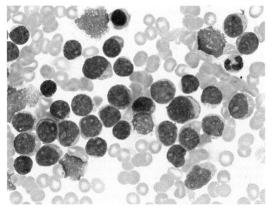

图 3-27   AML-M$_1$ 骨髓象
可见大量小原粒细胞

偶见少量成熟中性粒细胞,而呈白血病裂孔现象(图 3-28)。少数病人原始粒细胞内可见 Auer 小体(图 3-29),核分裂细胞较多见(图 3-30)。红系、巨核系增生受抑,淋巴细胞显著减少。

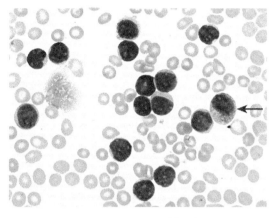

图 3-28　AML-M₁ 骨髓象
箭示早幼粒细胞,其余均为原粒细胞

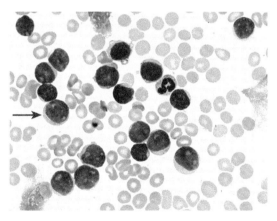

图 3-29　AML-M₁ 骨髓象
原粒细胞胞质内可见 Auer 小体(箭)

3. 细胞化学染色　原粒细胞 MPO 染色呈阳性反应(图 3-31)。

六、急性髓系白血病伴成熟型(M₂a)

急性髓系白血病伴成熟型(AML with maturation),即 FAB 分型方案的 AML-M₂,骨髓或外周血中原始粒细胞明显增加,与急性白血病不成熟型相比,明显伴有粒细胞成熟倾向,骨髓单核细胞小于 20%。

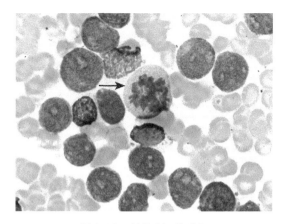

图 3-30　AML-M₁ 骨髓象
可见核分裂细胞(箭)

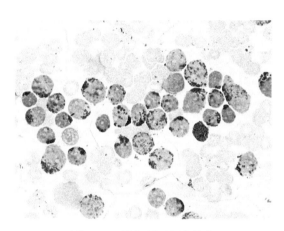

图 3-31　AML-M₁ MPO 染色
原粒细胞强阳性

1. 血象　RBC 计数及 HGB 浓度呈中度至重度减低。WBC 计数多增高,以原始粒细胞及早幼粒细胞为主,其细胞形态异常、多变,可见 Auer 小体(图 3-32,图 3-33)。可见幼红细胞,血小板计数呈中度至重度减少。

2. 骨髓象　骨髓增生极度活跃或明显活跃(图 3-34)。粒系细胞异常增生,原始粒细胞≥20%,但小于 90%(NEC),早幼粒及以下阶段细胞≥10%,白血病细胞的形态学特点为细胞大小异常,形态多变,胞体畸形有瘤状突起,核形畸变,如凹陷、扭曲、折叠、肾形、分叶等。由于核质发育严重失衡,染色质往往较疏松,核仁大而明显,而胞质中可见大量颗粒(图 3-35～图 3-37)。细胞退行性变多见,可见 Auer 小体,核分裂细胞多见(图 3-

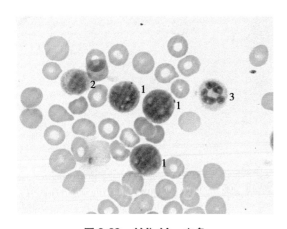

图 3-32　AML-M$_2$a 血象

1. 原始粒细胞;2. 中幼粒细胞;3. 中性分叶
核粒细胞

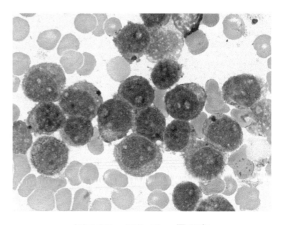

图 3-35　AML-M$_2$a 骨髓象

以原始粒细胞为主

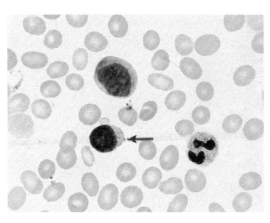

图 3-33　AML-M$_2$a 血象

箭示原粒细胞,胞质中可见 Auer 小体

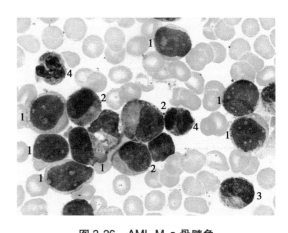

图 3-36　AML-M$_2$a 骨髓象

1. 原粒细胞;2. 中幼粒细胞;3. 晚幼粒细
胞;4. 中性分叶核粒细胞

图 3-34　AML-M$_2$a 骨髓象(×100)

骨髓增生明显活跃

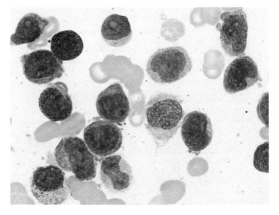

图 3-37　AML-M$_2$a 骨髓象

以原始粒细胞为主,核明显畸形

38,图3-39)。幼红细胞明显减少。巨核细胞明显减少或缺如,可见小巨核细胞。

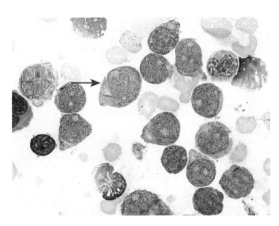

图3-38 AML-M₂a 骨髓象

以原粒细胞为主,箭示细胞胞质中可见 Auer 小体

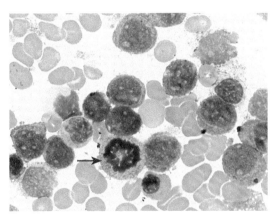

图3-39 AML-M₂a 骨髓象

可见分裂象(箭)

3. 细胞化学染色 MPO 染色呈阳性或强阳性(图3-40)。

七、急性粒-单核细胞白血病(M₄)

急性粒-单核细胞白血病(acute my-elomonocytic leukemia,AMMoL)是一种以粒系和单核系前体细胞共同恶性增生为特征的急性白血病,即按 FAB 分型方案的 AML-M₄。

1. 血象 RBC 计数及 HGB 浓度明显减低,WBC 计数多增高,亦有正常或减少者,可见粒及单核两系早期细胞,原单核和幼稚单

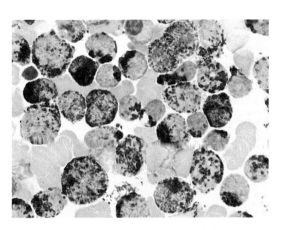

图3-40 AML-M₂a MPO 染色

白血病细胞呈阳性

核细胞可≥20%,粒系各阶段细胞均可见(图3-41~图3-43)。血小板计数重度减少。

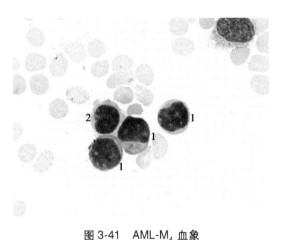

图3-41 AML-M₄ 血象

1. 原粒细胞;2. 幼稚单核细胞

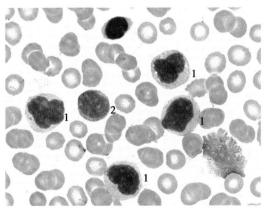

图3-42 AML-M₄ 血象

1. 幼稚单核细胞;2. 原始粒细胞

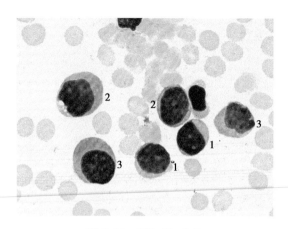

图 3-43 AML-M$_4$ 血象

1. 原始粒细胞；2. 原始单核细胞；3. 幼稚单核细胞

2. 骨髓象 骨髓增生极度活跃或明显活跃（图 3-44）。粒、单核两系同时增生，并向粒系和单核系两个方向分化，骨髓中原始细胞≥20%，无论粒系还是单核系，所占比例均≥20%（图 3-45～图 3-48）。

图 3-44 AML-M$_4$ 骨髓象（×100）
骨髓增生明显活跃

3. 细胞化学染色 ①MPO 染色：原、幼粒细胞呈阳性或强阳性反应，而原单及幼单细胞呈阳性或弱阳性反应（图 3-49）；②NAS-DAE 染色：原始和幼稚细胞呈阳性反应，其中原粒细胞不被氟化钠（NaF）抑制，而原单细胞可被 NaF 抑制（图 3-50）。

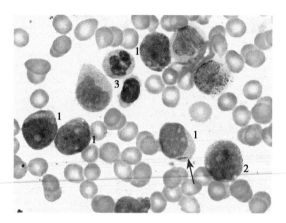

图 3-45 AML-M$_4$ 骨髓象

1. 原始粒细胞，可见 Auer 小体（箭）；2. 原始单核细胞；3. 幼稚单核细胞

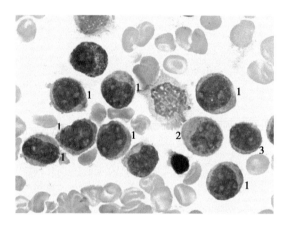

图 3-46 AML-M$_4$ 骨髓象

1. 原始单核细胞；2. 幼稚单核细胞；3. 原始粒细胞

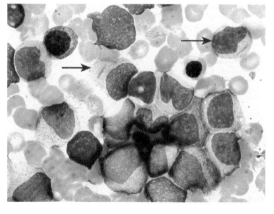

图 3-47 AML-M$_4$ 骨髓象
以原、幼单核细胞为主，可见 Auer 小体（箭）

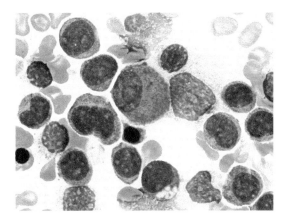

图 3-48　AML-M₄ 骨髓象

以原始粒细胞为主,可见幼稚单核细胞

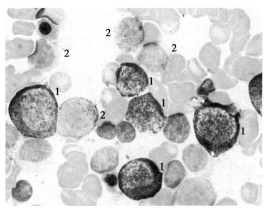

图 3-49　AML-M₄ 骨髓 MPO 染色

1. 粒系细胞胞质内有大量粗大的阳性颗粒;
2. 单核细胞阳性颗粒少、细小

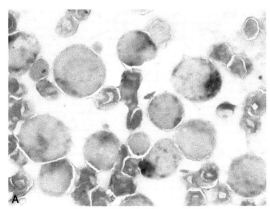

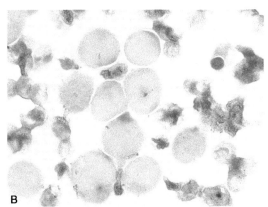

图 3-50　AML-M₄ 骨髓 NAS-DAE 染色

A. 白血病细胞均呈阳性反应;B. 原单细胞可被 NaF 抑制

八、急性原始单核细胞/单核细胞白血病(M₅)

急性原始单核/单核细胞白血病(acute monoblastic/monocytic leukemia,AMoL),简称为急单,骨髓或外周血中 80% 以上的白血病细胞来源于单核细胞系,粒细胞≤20%。根据细胞分化情况分为急性原始单核细胞白血病和急性单核细胞白血病,相当于 FAB 分型方案中的 M₅a 和 M₅b 两个亚型。

1. 血象　RBC 计数及 HGB 浓度常减低,WBC 计数可增高或减低,可见原单及幼稚单核细胞增多(图 3-51)。血小板计数重度减少。

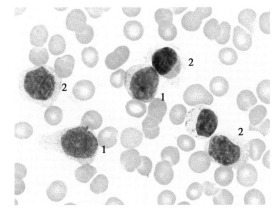

图 3-51　AMoL 血象

1. 原始单核细胞;2. 幼稚单核细胞

2. 骨髓象　骨髓增生极度活跃或明显活跃(图 3-52)。单核系细胞异常增生,原单+幼单≥20%。急性原始单核细胞白血病以原始单核细胞为主,≥80%(NEC),急性单核细胞白血病以幼稚单核细胞为主。原单及幼稚单核细胞胞体较大,胞核相对较小,常偏一侧,不规则,呈扭曲、折叠、凹陷,核仁清楚,核染色质疏松,着色较淡。胞质丰富,常有内、外双层胞质,伪足突出明显。外层胞质呈淡蓝色,透明,无或少有颗粒,内层胞质呈灰蓝色并略带紫色,不透明,似有毛玻璃样感。胞质内常有空泡或被吞噬的细胞,可见较细长的 Auer 小体(图 3-53 ~ 图 3-56)。红系和巨核系均严重受抑制。

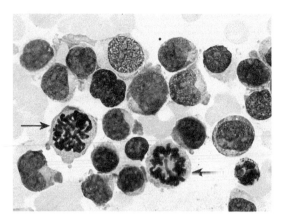

图 3-54　AMoL 骨髓象
以原始单核细胞增多为主,核分裂象多见(箭)

图 3-52　AMoL 骨髓象(×100)
骨髓增生极度活跃

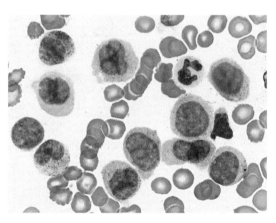

图 3-55　AMoL 骨髓象
幼稚单核细胞增生为主,核形不规则

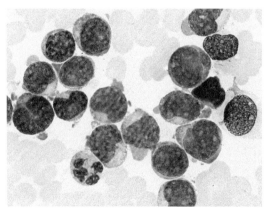

图 3-53　AMoL 骨髓象
原始单核细胞明显增多

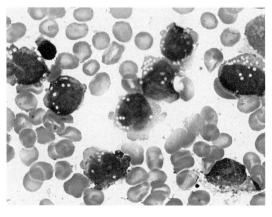

图 3-56　AMoL 骨髓象
幼稚单核细胞增生为主,核形不规则,胞质中可见空泡

3. 细胞化学染色 ①MPO 染色:原单核细胞呈阴性或弱阳性,而幼单细胞多数为阳性(图 3-57);②NAS-DAE 染色:原单及幼单核细胞多数呈阳性或强阳性反应(图 3-58),能被 NaF 抑制。

可见原始和早幼红细胞,各阶段幼红细胞可发生幼样变(图 3-59)。WBC 计数升高或减少,可见原粒及早幼粒细胞(也可见原单及幼稚单核细胞)(图 3-60)。血小板计数常显著减少。

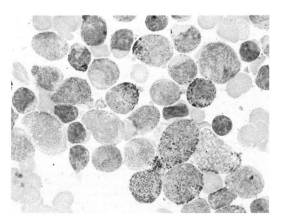

图 3-57 AMoL 骨髓 MPO 染色
原始单核细胞无橘黄色颗粒,多为阴性;幼单细胞多数可见橘黄色颗粒

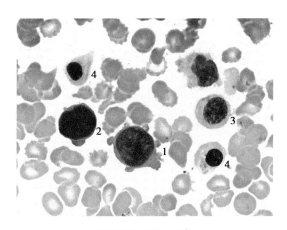

图 3-59 AEL 血象
1. 原始红细胞;2. 早幼红细胞;3. 异常中幼红细胞;4. 晚幼红细胞

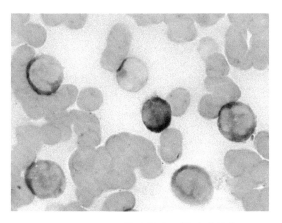

图 3-58 AMoL 骨髓非特异性酯酶染色
单核细胞呈阳性,胞质中充满褐色颗粒

九、急性红白血病(M₆)

急性红白血病(acute erythroid leukemia,AEL)是红系和粒系或单核系同时恶性增生性疾病,骨髓中红系细胞≥50%,非红系原始细胞≥20%(NEC)。

1. 血象 RBC 计数及 HGB 浓度明显减低,贫血随疾病的进展而加重。可见各阶段的幼红细胞,以异常中、晚幼红细胞为主,亦

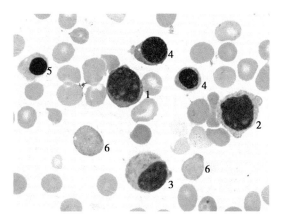

图 3-60 AEL 血象
1. 原始粒细胞;2. 早幼粒细胞;3. 中性中幼粒细胞;4. 中幼红细胞;5. 晚幼红细胞;
6. 嗜多色性红细胞

2. 骨髓象 骨髓增生明显活跃或极度活跃,粒红比倒置(图 3-61)。红系异常增生,红系细胞常≥50%,以中、晚幼红细胞为主,原始、早幼红细胞比例增高,且伴有病态造血,可见巨幼样变细胞、核碎裂、巨型核、多核、双核等形态异常。红系增生的同时伴有白细胞系统的恶性增生,原始粒细胞或原、幼

单核细胞≥20%（NEC）（图 3-62~图 3-65）。

图 3-61 AEL 骨髓象（×100）
骨髓增生极度活跃

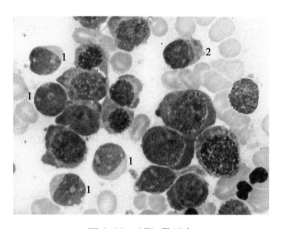

图 3-62 AEL 骨髓象
1. 原始粒细胞明显增多；2. 原粒Ⅱ型

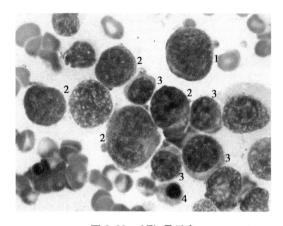

图 3-63 AEL 骨髓象
1. 巨原始红细胞；2. 巨双核早幼红细胞；
3. 巨中幼红细胞；4. 晚幼红细胞

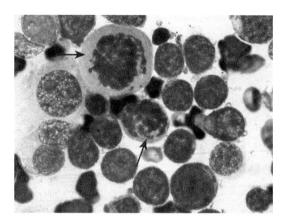

图 3-64 AEL 骨髓象
分裂细胞多见（箭）

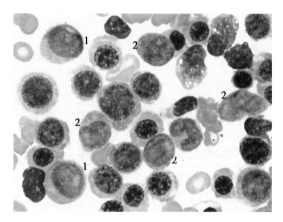

图 3-65 AEL 骨髓象
1. 原始单核细胞；2. 幼稚单核细胞。红系
明显巨幼样变

3. 细胞化学染色 急性红白血病的幼红细胞 PAS 染色呈阳性或强阳性反应，呈红色粗大颗粒或块状（图 3-66）。

十、急性巨核细胞白血病（M₇）

急性巨核细胞白血病（acute megakaryocytic leukemia，AMKL）是巨核细胞系恶性增生的少见白血病，骨髓原始细胞≥20%，50%以上为原始巨核细胞。

1. 血象 RBC 计数及 HGB 浓度明显减少。WBC 计数大多减低，可见小巨核细胞（图 3-67）。血小板计数减低，少数病例正常，易见到畸形和巨型血小板（图 3-68）。

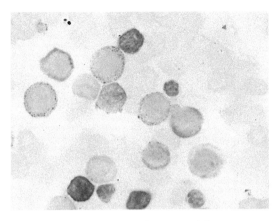

图 3-66　AEL 骨髓 PAS 染色
部分幼红细胞胞质内可见红色团块样沉淀

图 3-69　AML-M$_7$ 骨髓象（×100）
骨髓增生明显活跃

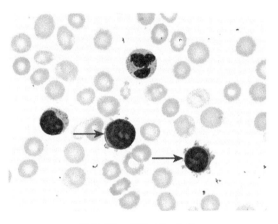

图 3-67　AML-M$_7$ 血象
可见小巨核细胞（箭）

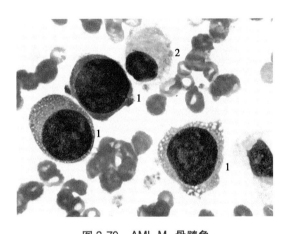

图 3-70　AML-M$_7$ 骨髓象
1. 原始巨核细胞；2. 小巨核细胞

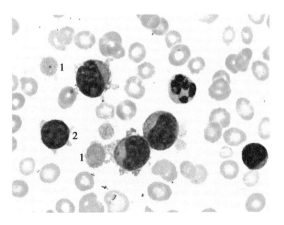

图 3-68　AML-M$_7$ 血象
1. 巨大血小板；2. 小巨核细胞

　　2. 骨髓象　骨髓增生活跃或明显活跃（图 3-69）。巨核细胞系异常增生，原始巨核细胞≥20%，小巨核细胞易见，该细胞体积小，直径约 10μm，边缘不整齐，呈云雾状或毛刺状，胞质量少，着深蓝色，不透明，无颗粒，周围可有伪足样突起，染色质较粗，核仁多不清楚。幼稚巨核细胞也增多，巨核细胞分裂象多见，成熟巨核细胞少见（图 3-70，图 3-71）。粒系及红系细胞增生均受抑制。

　　3. 细胞化学染色　PAS 染色呈颗粒状或块状阳性（图 3-72）。

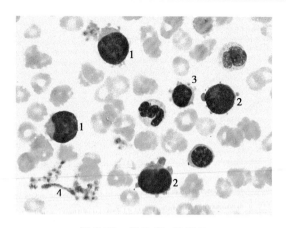

图 3-71 AML-M₇ 骨髓象
1. 原始巨核细胞;2. 幼稚巨核细胞;3. 小巨
核细胞;4. 异形血小板

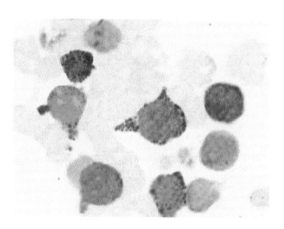

图 3-72 AML-M₇ 骨髓 PAS 染色
巨核细胞呈阳性,其胞质呈红色团块状或弥
漫的粗颗粒状

(孟秀香)

第二节 前体淋巴母细胞 白血病/淋巴瘤

WHO 关于淋巴细胞肿瘤分类标准(2016
年)中将前体淋巴母细胞白血病/淋巴母细胞
淋巴瘤(precursor lymphoblastic leukemia/lym-
phoma)归属于同一种疾病。根据免疫表型的不
同又分成前体 B 淋巴母细胞白血病(B-ALL)和
前体 T 淋巴母细胞白血病(T-ALL)两种类型。

1. 血象 RBC 计数和 HGB 常中度减
少。WBC 计数大多增高(50~100)×10⁹/L,
分类以小的原始淋巴细胞为主,涂抹细胞易

见(图 3-73~图 3-76)。

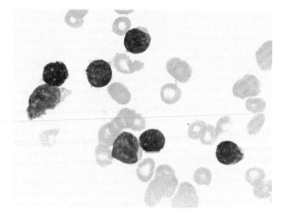

图 3-73 ALL 血象
原始淋巴细胞增多,以小细胞为主

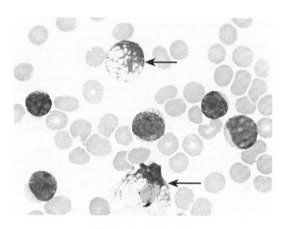

图 3-74 ALL 血象
可见原始淋巴细胞,篮细胞增多(箭)

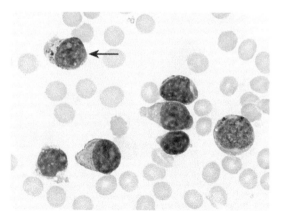

图 3-75 ALL 血象
原始淋巴细胞增多,细胞大小不一,以大细胞为
主。箭示细胞内含有粗大的嗜苯胺蓝颗粒

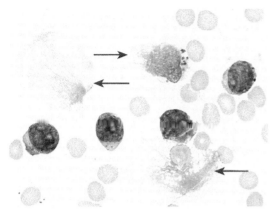

图 3-76　ALL 血象
以大的原始淋巴细胞为主,篮细胞明显增多
(箭)

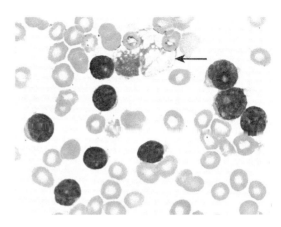

图 3-78　ALL 骨髓象
原始小淋巴细胞增多,篮细胞可见(箭)

2. 骨髓象　骨髓增生极度活跃或明显活跃。以原始淋巴细胞增生为主,细胞形态多样,大小不一。小淋巴细胞胞质量少、核染色质致密、核仁不清,该型形态学属于 FAB-L$_1$ 型(图 3-77~图 3-80)。大淋巴细胞胞质量中等,呈亮蓝或灰蓝色、偶见空泡和粗大的嗜苯胺蓝颗粒,核染色质疏松,核仁清晰,该型形态学属于 FAB-L$_2$ 型(图 3-81~图 3-83)。粒系、红系、巨核系增生受抑制。

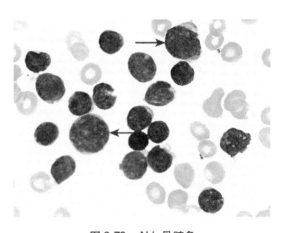

图 3-79　ALL 骨髓象
原始淋巴细胞大小不一,以小淋巴细胞为主,可见大淋巴细胞(箭)

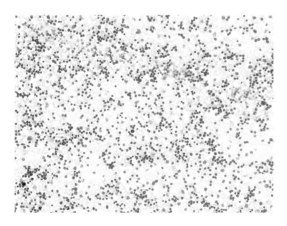

图 3-77　ALL 骨髓象(×100)
骨髓增生明显活跃

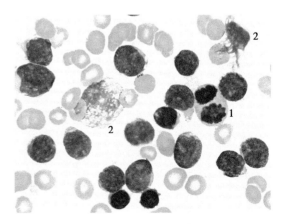

图 3-80　ALL 骨髓象
原始淋巴细胞增多,细胞大小不一,以小细胞为主。1. 分裂晚期细胞;2. 篮细胞

3. 细胞化学染色　原始细胞 MPO 染色呈阴性(图 3-84)。PAS 染色大部分病例呈粗颗粒或粗块状阳性,少数病例弱阳性。NAP 活性增强,积分增高。

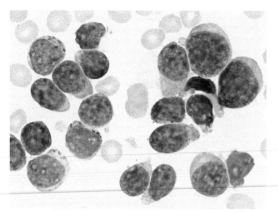

图 3-81   ALL 骨髓象
原始淋巴细胞大小不一,以大细胞为主

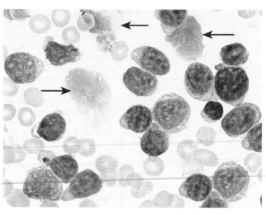

图 3-82   ALL 骨髓象
以大的原始淋巴细胞为主,篮细胞增多(箭)

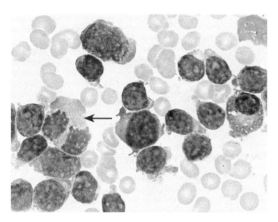

图 3-83   ALL 骨髓象
以大的原始淋巴细胞为主,箭示分裂后期的
淋巴细胞

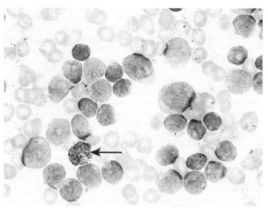

图 3-84   ALL 骨髓象 MPO 染色
原始淋巴细胞呈阴性反应,而分叶核粒细胞
呈阳性反应(箭)

(刘成玉)

第四章

淋巴细胞系统恶性肿瘤

第一节 淋 巴 瘤

淋巴瘤是一组起源于淋巴造血系统的恶性肿瘤,分为非霍奇金淋巴瘤(non Hodgkin lymphoma,NHL)和霍奇金淋巴瘤(Hodgkin lymphoma,HL)。近年来全球范围内淋巴瘤的发病率明显增加,其中 NHL 发病率远高于 HL,我国以 NHL 多见。HL 瘤组织内含有淋巴细胞、嗜酸性粒细胞、浆细胞和特异性 R-S (Reed-Sternberg)细胞。NHL 为一组异质性很强的疾病,病理上主要是分化程度不同的淋巴细胞、组织细胞或网状细胞。根据淋巴细胞起源,分为 B 细胞、T 细胞和 NK 细胞淋巴瘤。

淋巴瘤细胞形态呈高度异质性,胞体不规则,大小不等,体积较小者如原始淋巴细胞。体积较大者胞体边缘整齐,部分可见伪足。胞核形态多样,可为圆形、不规则形、花瓣形,有的可见较深而大的切迹或凹陷。核染色质呈颗粒网状、粗细不一,核仁一个到多个,大而明显,呈浅蓝至深蓝色不等。胞质丰富,呈深蓝色,有空泡或嗜天青颗粒。

1. 血象 早期多正常,随着病情的进展可有不同程度的贫血,进行性贫血是临床上判断是否存在骨髓侵犯的一个重要指标。血涂片中常出现幼红细胞。WBC 及血小板计数轻度增加,晚期则减少。嗜酸性粒细胞比例增高。如病人并发白血病,则血象中可见大量淋巴瘤白血病细胞(图4-1,图4-2)。

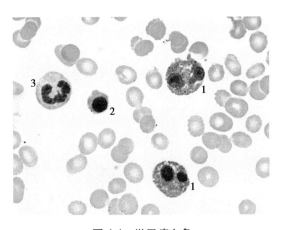

图 4-1 淋巴瘤血象
1. 嗜酸性分叶核粒细胞;2. 晚幼红细胞(伴溶贫时易见有核红细胞);3. 中性分叶核粒细胞

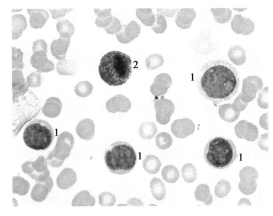

图 4-2 淋巴瘤白血病血象
1. 淋巴瘤白血病细胞;2. 嗜酸性粒细胞

2. 骨髓象 骨髓未受淋巴瘤细胞侵犯之前,一般无特异改变。HL 骨髓涂片见到 R-S 细胞,是骨髓浸润的依据,具有诊断价值。R-S 细胞的特点:①体积大,直径为 15~45μm。②胞核大,呈分叶状、双核(如镜影状)或多核。核膜厚而深染,核染色质分布不均匀,浓集成块状。核仁大而明显,呈圆形或长形,呈嗜酸性,核仁周围为无颗粒之空晕区。③胞质较少,呈嗜碱性。

NHL 细胞浸润骨髓并积累到一定数量时,表现为白血病样骨髓象,其细胞体积大,大小不一。核圆形、椭圆形或不规则形,呈双核或多核。核染色质粗细不定,呈条索状,可见切迹和凹陷。核仁大而明显,1~3 个。胞质量丰富,呈深蓝色,可见空泡(图 4-3~图 4-6)。

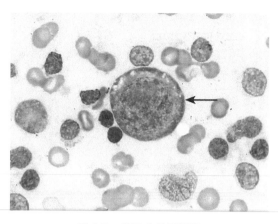

图 4-5　淋巴瘤骨髓浸润
箭示瘤细胞胞体巨大,核染色质呈小块状,胞质嗜碱性强,含有大量空泡

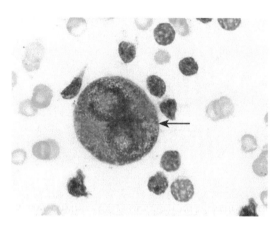

图 4-3　淋巴瘤骨髓浸润
箭示典型 R-S 细胞

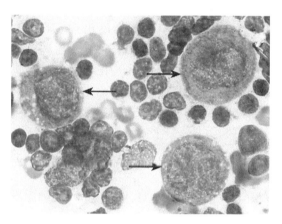

图 4-6　淋巴瘤骨髓浸润
箭示瘤细胞大小不一,胞核不规则,核染色质呈小块状,核仁大。胞质丰富,有空泡

第二节　慢性淋巴细胞白血病/小淋巴细胞淋巴瘤

慢性淋巴细胞白血病(chronic lympho- cytic leukemia,CLL)是一种原发于造血组织的慢性 B 淋巴细胞克隆性增殖性恶性肿瘤。细胞形态类似正常成熟的小淋巴细胞,蓄积于血液、骨髓、脾脏和淋巴结中。而小淋巴细胞淋巴瘤 (small lymphocytic lym- phoma,SLL) 被认为与 CLL 是同一种疾病的不同表现形式,SLL 的肿瘤性淋巴细胞主要侵犯淋巴结、脾脏等淋巴器官而较少累积外周血和骨髓。CLL 则主要表现为以

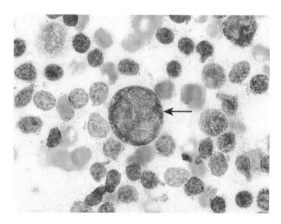

图 4-4　淋巴瘤骨髓浸润
箭示瘤细胞胞体巨大、三核、核染色质细颗粒状,胞质量少、强嗜碱性

3. 细胞化学染色　NHL 的淋巴细胞和原、幼淋巴细胞的 PAS 染色呈强阳性。

外周血和骨髓浸润为主。目前 CLL/SLL 仅指起源于成熟 B 细胞的淋巴增殖性疾病,而不包括起源于成熟 T 淋巴细胞的淋巴增殖性疾病。

1. 血象　RBC 计数和 HGB 浓度早期正常,晚期减低。WBC 总数升高,可达到($30 \sim 100$)$\times 10^9$/L,分类以类似成熟的小淋巴细胞为主,占 $60\% \sim 90\%$(图 4-7 ~ 图 4-10)。小淋巴细胞核染色质紧密,无明显核仁,胞质较少。偶见大淋巴细胞,胞体较大,染色质呈块状,核仁不明显,胞质较丰富。有时可见少量幼稚淋巴细胞($<2\%$),核染色质疏松,核仁

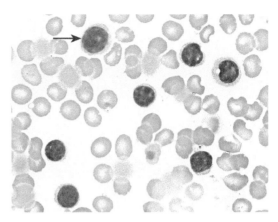

图 4-9　CLL 血象
偶见幼淋巴细胞(箭),胞体圆形或类圆形,核染色质细致,核仁较明显

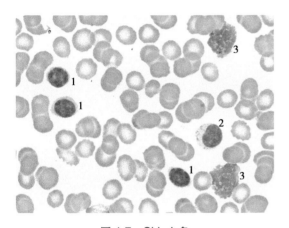

图 4-7　CLL 血象
1. 小淋巴细胞,核染色质致密,无核仁;2. 正常淋巴细胞;3. 涂抹细胞

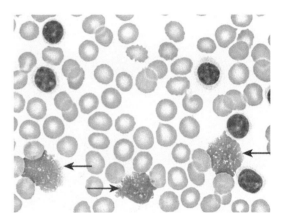

图 4-10　CLL 血象
涂抹细胞易见(箭)

较明显。变异型 CLL,则幼稚淋巴细胞增多,多为 $10\% \sim 55\%$。涂抹细胞增多是 CLL 的血象特征之一。血小板计数早期正常,晚期减低。

2. 骨髓象　骨髓增生活跃,淋巴细胞显著增多(40%以上),形态基本与外周血淋巴细胞一致,原始淋巴细胞和幼稚淋巴细胞一般不超过 5%。粒系、红系和巨核系增生明显受抑制(图 4-11,图 4-12)。

3. 细胞化学染色　①PAS 染色部分细胞呈阴性反应,部分呈颗粒状阳性。②ACP 呈阴性或阳性,阳性反应可被酒石酸抑制。③NAP 积分多数增高,在疾病早期可以降低,此特征与急淋不同。

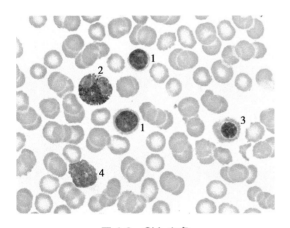

图 4-8　CLL 血象
1. 小淋巴细胞;2. 嗜酸性分叶核粒细胞;3. 晚幼红细胞;4. 涂抹细胞

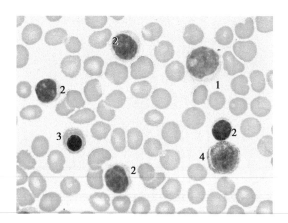

图 4-11　CLL 骨髓象
1. 幼稚淋巴细胞,核染色质疏松,核仁清楚;
2. 小淋巴细胞;3. 晚幼红细胞;4. 中性中幼
粒细胞

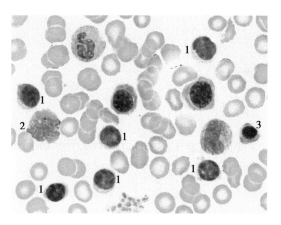

图 4-12　CLL 骨髓象
1. 小淋巴细胞,核染色质致密,无核仁;2. 涂
抹细胞;3. 晚幼红细胞

第三节　多毛细胞白血病

　　多毛细胞白血病(hairy cell leukemia,
HCL)是一种特殊类型的慢性 B 淋巴细胞增
殖性疾病。多见于 40 岁以上男性,进展缓
慢,表现为贫血、出血、脾脏肿大、骨髓干抽及
外周血和骨髓出现大量边缘不整齐呈伪足状
或纤毛样突出的淋巴细胞为特征。脾大是
HCL 的主要体征,90% 为巨脾,可伴有肝大,
浅表淋巴结肿大少见。由于毛细胞的胞质有
突起,纤细如毛,故而得名。HCL 分为经典
型 HCL(classical HCL,HCL-c)和变异型 HCL

(variant HCL,HCL-v)两型。

　　1. 血象　多数病人呈全血细胞减少,亦
可一系或二系减少。呈轻、中度贫血。WBC
计数多数减低,以中性粒细胞和单核细胞减
少为主,淋巴细胞相对增多,可见特征性的多
毛细胞,其特征是:①细胞较大,约是淋巴细
胞的两倍;②胞核大,呈圆形或椭圆形,染色
质较淋巴细胞细致,有核切迹,核膜清楚,核
仁模糊,核周围可见透亮区;③胞质丰富,呈
蓝灰色、无颗粒、边缘不规则,呈特征性锯齿
状突起,似"毛发样"(图 4-13,图 4-14)。血
小板计数减低。

　　2. 骨髓象　骨髓增生活跃或明显活跃。
淋巴细胞比例增高,可见较多典型的毛细胞,

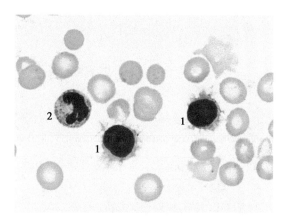

图 4-13　HCL 血象
1. 多毛细胞;2. 中性粒细胞

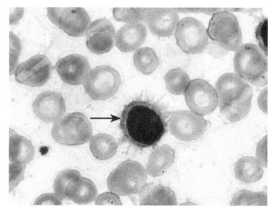

图 4-14　HCL 血象
箭示一典型毛细胞,毛发样突起非常明显

占 10%~86%,其形态与血片中相似(图 4-15,图 4-16),此类细胞比例越高对诊断意义越大。粒、红、巨三系细胞有不同程度受抑。部分病人因多毛细胞纤毛的相互交织及骨髓内网硬蛋白的增加而导致骨髓穿刺干抽。

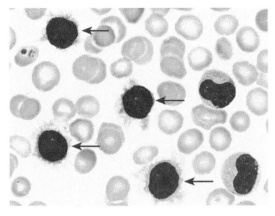

图 4-15　HCL 骨髓象
淋巴细胞比例明显增高,多为多毛细胞(箭)

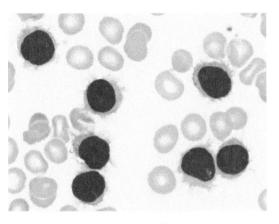

图 4-16　HCL 骨髓象
图中细胞均为多毛细胞

3. 细胞化学染色　ACP 染色阳性,不被左旋(L)酒石酸抑制是毛细胞特征性的细胞化学染色。另外 ACP 阴性也不能排除 HCL。大多数毛细胞 PAS 染色呈阳性。

第四节　成人 T 细胞白血病/淋巴瘤

成人 T 细胞白血病/淋巴瘤(adult T-cell leukemia/lymphoma, ATLL)是一种与人 T 细胞白血病病毒 I(HTLV-I)感染直接相关、发生于成人的特殊类型淋巴系统恶性克隆增殖性疾病,其病变主要发生在外周血淋巴细胞,亦可侵及骨髓。根据临床特征分急性型、慢性型、淋巴瘤型和隐袭型四种临床亚型。

1. 血象　呈轻、中度贫血。WBC 计数增高,可高达(10~500)×10^9/L,多形性淋巴细胞比例升高,占 10%~95%。典型 ATLL 细胞也称为"花细胞",其特点是胞体较大。核形不规则,呈花瓣样或折叠扭曲的脑回纹状,也可出现核切迹及分叶状,核染色质较粗,无核仁。胞质少、呈嗜碱性,无嗜天青颗粒或少有空泡。不典型 ATLL 细胞特点为胞体大,胞核圆形或不规则形,核膜厚,核染色质疏松,可见明显核仁。胞质量丰富,可见空泡。血小板计数轻度减少(图 4-17,图 4-18)。

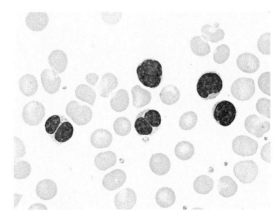

图 4-17　ATLL 血象
可见 ATLL 细胞胞核有切迹,分叶或扭曲折叠等

2. 骨髓象　骨髓增生活跃或明显活跃。以淋巴细胞增生为主,ATLL 细胞常大于10%,有的病人可高达 80% 以上,其形态特点与血象中的相似(图 4-19,图 4-20)。当有明显的骨髓浸润时,粒系、红系和巨核系细胞均有不同程度的受抑。典型 ATLL 细胞对于ATLL 的诊断有重要参考价值,部分病人则呈现不典型 ATLL 细胞形态(图 4-21)。

3. 细胞化学染色　MPO 染色呈阴性反应,PAS 和 ACP 呈阳性反应。非特异性酯酶

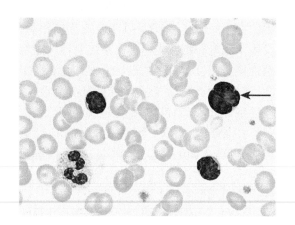

图 4-18　ATLL 血象
箭示典型"花瓣状核"ATLL 细胞

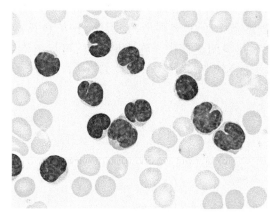

图 4-19　ATLL 骨髓象
可见大量典型的 ATLL 细胞

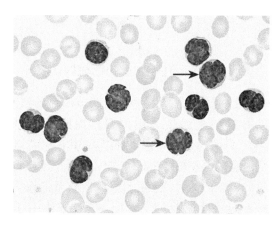

图 4-20　ATLL 骨髓象
箭示典型的"花瓣状核"ATLL 细胞

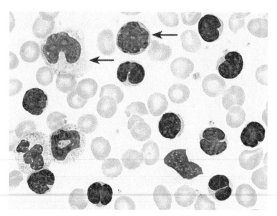

图 4-21　ATL 骨髓象
箭示不典型 ATLL 细胞，胞体大，胞核不规则，
核染色质疏松，核仁明显。胞质内可见空泡

阳性，不被 NaF 抑制。

第五节　幼淋巴细胞白血病

　　幼淋巴细胞白血病（prolymphocytic leuke-mia，PLL）为一种特殊类型的淋巴细胞白血病，进展迅速，疾病预后差，多数为 B 细胞的克隆性增殖，少数为 T 细胞型。发病年龄多大于 50 岁，主要临床特点为肝、脾及淋巴结肿大，脾脏肿大是本病的特征，60% 的病人有巨脾。

　　1. 血象　RBC 计数、HGB 浓度减低。WBC 计数显著增高，常大于 $100×10^9/L$。分类时可见大量幼稚淋巴细胞，多数病人大于 55%，甚至高达 97%。其形态学特点是：胞体中等大小。胞核圆形或类圆形，核染色质较原始淋巴细胞粗，但又较成熟淋巴细胞细，浓集呈块状或粗细不等，排列不匀。可见一个或多个清晰的泡状大核仁。核仁明显而核质发育较成熟是本疾病重要的形态学特征。胞质丰富，呈淡蓝色，无颗粒。血小板计数减少（图 4-22）。

　　2. 骨髓象　骨髓增生活跃或明显活跃，可见幼稚淋巴细胞显著增多（17% ～ 80%），幼淋巴细胞形态特点与外周血的淋巴细胞一致。骨髓干抽现象少见，活检提示白血病细胞呈弥漫性或混合性浸润。巨核系细胞和红系细胞增生减低（图 4-23，图 4-24）。

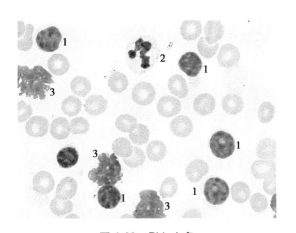

图 4-22　PLL 血象

1. 幼淋巴细胞；2. 中性分叶核粒细胞；3. 涂抹细胞

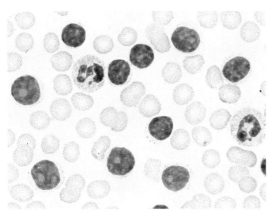

图 4-23　PLL 骨髓象

幼淋巴细胞明显增多，可见中性分叶核粒细胞

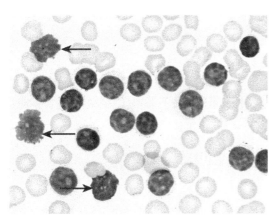

图 4-24　PLL 骨髓象

幼淋巴细胞明显增多，易见涂抹细胞（箭）

3. 细胞化学染色　多数病人 PAS 染色呈不同程度阳性，ACP 染色阳性，耐酒石酸酸性磷酸酶（TRAP）染色、MPO 染色阴性，非特异酯酶染色呈阳性。

第六节　Burkitt 白血病/淋巴瘤

Burkitt 白血病/淋巴瘤属于 B 淋巴细胞肿瘤，是一种高侵袭性疾病。

1. 血象　RBC 计数、HGB 浓度均有不同程度的减低。WBC 计数明显增高，分类可见大量原始淋巴细胞，涂抹细胞易见（图 4-25～图 4-27）。血小板计数减低。

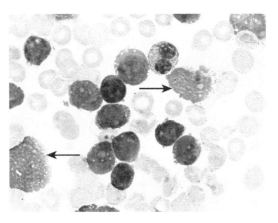

图 4-25　Burkitt 白血病/淋巴瘤血象

白血病性原始淋巴细胞增多，涂抹细胞多见（箭）

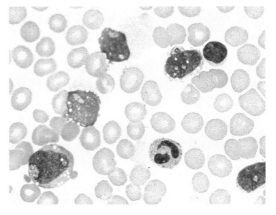

图 4-26　Burkitt 白血病/淋巴瘤血象

白血病性原始淋巴细胞增多，胞核不规则，核仁大而清晰。胞质内含有大量空泡

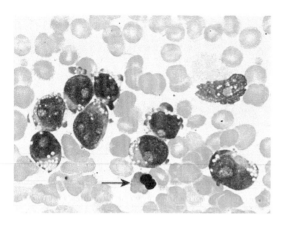

图 4-27   Burkitt 白血病/淋巴瘤血象
白血病性原始淋巴细胞增多,胞体不规则,
突出明显。染色质疏松,核仁大而清晰,胞
质嗜碱性强,富含空泡。箭示晚幼红细胞

2. 骨髓象   骨髓增生极度活跃或明显活
跃,以淋巴细胞增生为主,其他系列细胞增生
受抑。原始淋巴细胞常高达 90% 以上,细胞大
小一致,以大细胞为主,核型多规则。核染色
质呈均匀一致的细颗粒状,核仁明显。胞质量
较多,呈深蓝色,富含空泡,呈蜂窝状。该型形
态学属于 FAB-L$_3$ 型(图 4-28~图 4-30)。

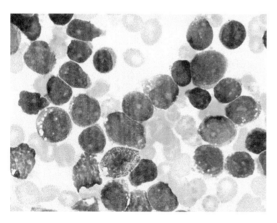

图 4-28   Burkitt 白血病/淋巴瘤骨髓象
白血病性原始淋巴细胞明显增多,细胞大小
不一,以大细胞为主,染色质细致疏松,核仁
明显。胞质量少,嗜碱性强,内含空泡

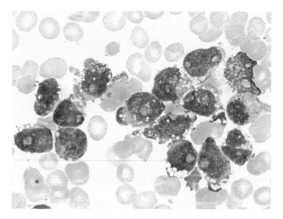

图 4-29   Burkitt 白血病/淋巴瘤骨髓象
白血病性原始淋巴细胞明显增多,细胞体积
大,外形不规则,含瘤状突起。染色质疏松,
核仁明显。胞质嗜碱性强,富含空泡,呈典
型蜂窝状

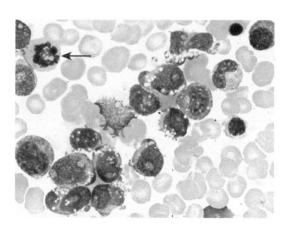

图 4-30   Burkitt 白血病/淋巴瘤骨髓象
白血病性原始淋巴细胞明显增多,同时可见
中、晚幼红及中、晚幼粒细胞,红系分裂细胞
(中期)可见(箭)

3. 细胞化学染色   原始细胞 MPO 染色
呈阴性。PAS 染色呈粗颗粒或粗块状阳性。
NAP 活性增强。

(邓小燕)

第五章

骨髓增生异常综合征

骨髓增生异常综合征（myelodysplastic syndrome，MDS）是一组起源于造血干细胞的髓系肿瘤，其主要特征为髓系中一系或多系血细胞减少、发育异常、无效造血以及急性髓系白血病发病风险增高。MDS 分型复杂，在 FAB 分型基础上，2008 年 WHO 提出了 MDS 新的分型标准，将 MDS 分成难治性血细胞减少伴单系发育异常、难治性贫血伴环形铁粒幼细胞、难治性血细胞减少伴多系发育异常、难治性贫血伴原始细胞增多 1 型、难治性贫血伴原始细胞增多 2 型、骨髓增生异常综合征，不能分类（非特指型）、骨髓增生异常综合征伴孤立性 5q 缺失。该分类体现了知识与理念的更新，更加合理，更接近于疾病本质。

WHO"造血和淋巴组织肿瘤分类"（2016版）对 MDS 的分型进行了补充和修正：①由于病态造血的种类与血细胞减少伴一系病态造血不符，即不能根据病态造血预测血细胞减少，故将难治性贫血、难治性中性粒细胞减少和难治性血小板减少删除。②SF3B1 突变在伴环形铁粒幼细胞的 MDS（MDS-RS）2 个亚型：SLD、MLD 中非常重要，SF3B1 突变常意味良好的预后及向白血病转化低风险性。③5q⁻ 伴随的核型异常将不仅限于 5q⁻，可合并 1 种非 7/7q⁻ 异常。但上述修正对 MDS 病态造血的形态学改变的识别判断没有影响。

第一节 难治性血细胞减少伴单系发育异常

难治性血细胞减少伴单系发育异常（refactory cytopenia with unilineage dysplasia，RCUD）是指单一系列细胞发育异常的难治性血细胞减少的 MDS。包括难治性贫血（refractory anemia，RA）、难治性中性粒细胞减少（refractory neutropenia，RN）和难治性血小板减少（refractory thrombocytopenia，RT）。RCUD 占所有 MDS 的 10%～20%，主要见于老年人，且以 RA 为主，RN 和 RT 比较罕见。

1. **RA 血象** RBC 计数减低、HGB 浓度降低，成熟红细胞大小不一、异形红细胞可见，原始细胞罕见（<1%）（图 5-1）。白细胞和血小板形态及数量一般正常，偶见数量减少。

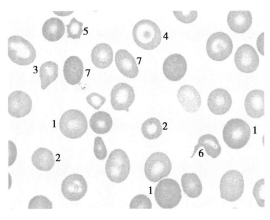

图 5-1　MDS-RA 血象
1. 大红细胞；2. 小红细胞；3. 泪滴形红细胞；4. 靶形红细胞；5. 棘形红细胞；6. 不规则红细胞；7. 椭圆形红细胞

2. **RA 骨髓象** 骨髓增生活跃或明显活跃，偶有减低者（图 5-2）。

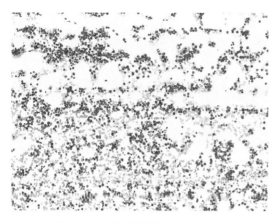

图 5-2　MDS-RA 骨髓象(×100)
骨髓增生明显活跃

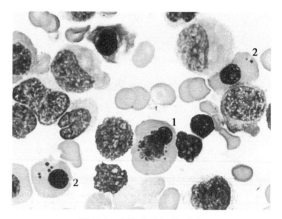

图 5-3　MDS-RA 骨髓象
红系增生活跃,以中、晚幼红细胞为主,核畸形明显。1. 核碎裂;2. H-J 小体

（1）红系明显增生,伴发育异常,且计数 100 个幼红细胞,明显异常的幼红细胞须≥10%。红系发育异常主要表现在核异常,可见核出芽、核间桥联、核碎裂、多核及巨幼样变(图 5-3~图 5-5),胞质中可见空泡(图 5-6)。可见环形铁粒幼红细胞(图 5-7),但须少于有核红细胞的 15%。

（2）髓系原始细胞小于 5%,中性粒细胞和巨核细胞正常或有轻微发育异常,但异常细胞均须小于该系细胞的 10%(图 5-8)。

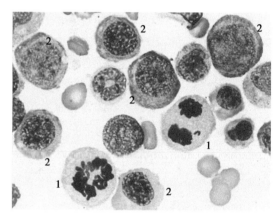

图 5-4　MDS-RA 骨髓象
红系增生活跃,可见:1. 红系分裂细胞;
2. 红系巨幼样变

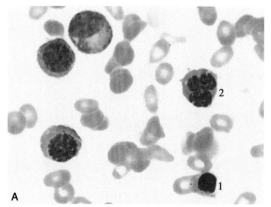

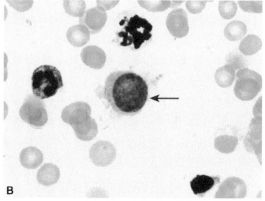

图 5-5　MDS-RA 骨髓象
A. 1. 嗜碱性点彩晚幼红细胞,2. 花瓣核晚幼红细胞;B. 箭示小巨核细胞

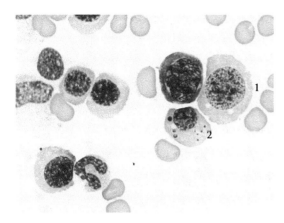

图 5-6 MDS-RA 骨髓象
1. 含有空泡的巨幼样变中幼红细胞；2. 含有空泡和 H-J 小体的巨幼样变晚幼红细胞

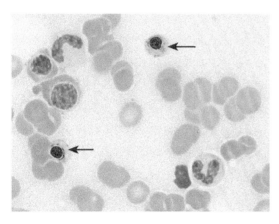

图 5-7 MDS-RA 骨髓铁染色
箭示环形铁粒幼红细胞

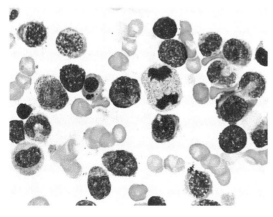

图 5-8 MDS-RA 骨髓象
红系发育异常，粒系未见明显改变

第二节　难治性贫血伴环形铁粒幼细胞

难治性贫血伴环形铁粒幼细胞（refractory anemia with ring sideroblasts，RARS）的典型特征为贫血，伴红系细胞发育异常，骨髓中环形铁粒幼红细胞增多，粒系、巨核系细胞无明显异常。骨髓中原始细胞小于 5%，外周血中无原始细胞。

1. 血象　RBC 计数减低、HGB 浓度降低，红细胞呈双形性改变，多数呈正色素，少数呈低色素。WBC 计数和血小板数量减少，无原始细胞。

2. 骨髓象　骨髓增生活跃或明显活跃（图 5-9）。红系增生异常伴病态造血，常见核分叶及巨幼样变（图 5-10）。粒系和巨核系无明显异常（异常细胞小于 10%），可见吞噬大量含铁血黄素的巨噬细胞。原始细胞小于 5%，环形铁粒幼细胞 ≥15%（图 5-11）。若存在 SF3B1 突变则环形铁粒幼细胞 ≥5% 也可诊断。

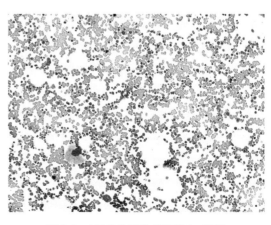

图 5-9 MDS-RARS 骨髓象（×100）
骨髓增生明显活跃

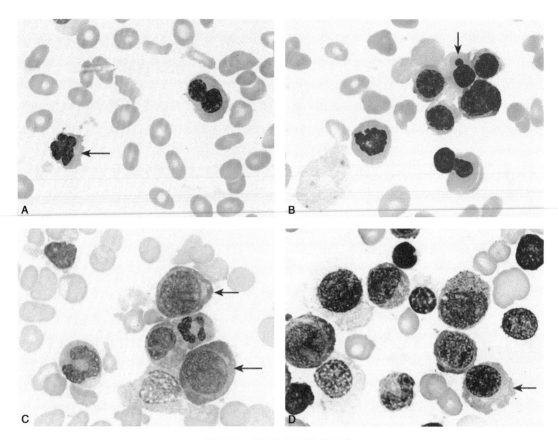

图 5-10 MDS-RARS 骨髓象
A. 幼红细胞多核;B. 幼红细胞核出芽;C. 幼红细胞巨幼样变;D. 幼红细胞胞质空泡

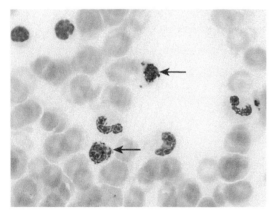

图 5-11 MDS-RARS 骨髓铁染色
箭示环形铁粒幼红细胞

第三节 难治性血细胞减少伴多系发育异常

难治性血细胞减少伴多系发育异常(re-

fractory cytopenia with multilineage dysplasia, RCMD)为一系或多系血细胞减少伴两系或多系髓系细胞(红系、粒系、巨核系)发育异常,发育异常细胞≥10%。外周血原始细胞小于1%,骨髓中原始细胞小于5%,无 Auer 小体,外周血单核细胞<1×10^9/L。

1. 血象 全血细胞减少。外周血涂片无或有极少量(<1%)原始细胞,无 Auer 小体。单核细胞<1×10^9/L。

2. 骨髓象 骨髓增生明显活跃(图5-12)。

(1) 骨髓两系或两系以上细胞病态造血。原始细胞小于5%,中性粒细胞发育异常,出现 Pelger-Huët 样畸形(图5-13)。

(2) 部分病人红系病态造血显著,幼红细胞胞质有空泡,胞核明显不规则,出现核间桥联、多叶核、多核、核出芽及巨幼样变。环形铁粒幼红细胞增多,但常<15%(图5-14~图5-16)。

图 5-12　MDS-RCMD 骨髓象（×100）
骨髓增生明显活跃

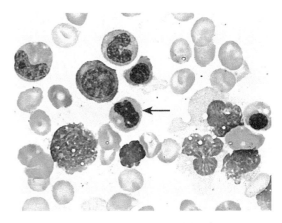

图 5-13　MDS-RCMD 骨髓象
粒系发育异常,中性粒细胞可见 Pelger-Huët
样畸形（箭）

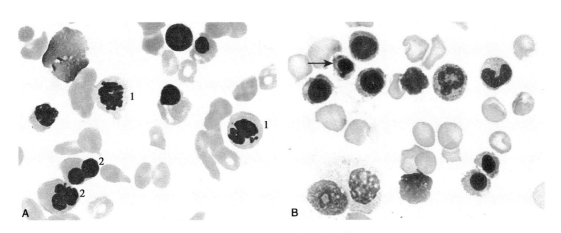

图 5-14　MDS-RCMD 骨髓象
A.1. 幼红细胞核碎裂,2. 幼红细胞核分叶;B.幼红细胞核出芽（箭）

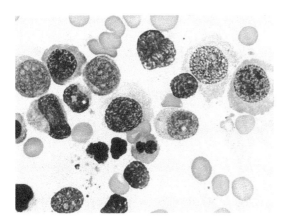

图 5-15　MDS-RCMD 骨髓象
红系明显巨幼样变

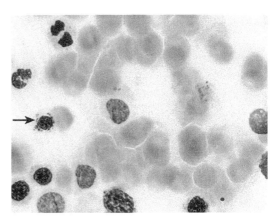

图 5-16　MDS-RCMD 骨髓铁染色
箭示环形铁粒幼红细胞

（3）巨核细胞呈病态造血,表现为核不分叶、分叶少、双核、多核及小巨核细胞（体积近似淋巴细胞）。核不分叶或分两叶核的巨核细胞,是巨核系病态造血最可靠、最常见的特征（图5-17~图5-19）。

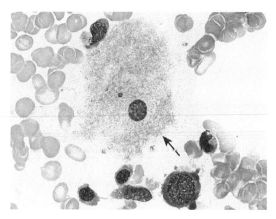

图5-17 MDS-RCMD 骨髓象
巨核系病态造血,可见单圆核巨核细胞

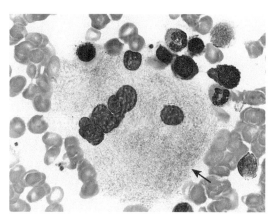

图5-18 MDS-RCMD 骨髓象
巨核系病态造血,可见多核巨核细胞

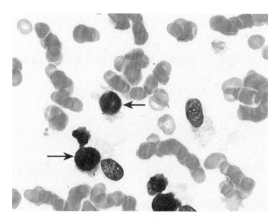

图5-19 MDS-RCMD 骨髓象
巨核系病态造血,可见小巨核细胞（箭）

第四节 难治性贫血伴原始细胞增多

难治性贫血伴原始细胞增多（refractory anemia with excess of blasts, RAEB）是指骨髓中原始细胞占5%~19%,或外周血中原始细胞占2%~19%。根据外周血或骨髓中原始细胞比例的不同,将RAEB分为两个亚型:①RAEB-1外周血原始细胞小于5%,或骨髓原始细胞占5%~9%;②RAEB-2外周血原始细胞5%~19%,或骨髓原始细胞占10%~19%。若原始细胞中出现Auer小体,则即使原始细胞比例在标准以下,也归入RAEB-2。

1. 血象 血涂片中原始细胞常见（>1%）。可见三系病态造血,红细胞大小不均、异形红细胞多见,中性粒细胞胞质颗粒过少、核分叶过少,巨大血小板可见（图5-20~图5-22）。

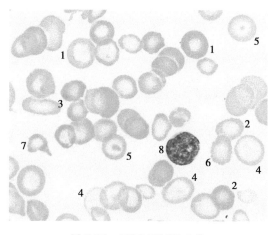

图5-20 MDS-RAEB 血象
1. 大红细胞;2. 小红细胞;3. 椭圆形红细胞;4. 环形红细胞;5. 靶形红细胞;6. 棘形红细胞;7. 不规则形红细胞;8. 原粒细胞

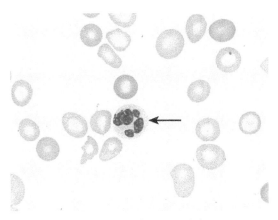

图 5-21　MDS-RAEB 血象
红细胞形态异常,粒系病态造血。箭示中性
粒细胞颗粒少、核分叶过多

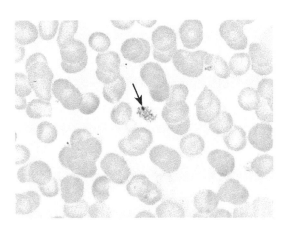

图 5-22　MDS-RAEB 血象
箭示大血小板

2. **骨髓象**　骨髓增生明显活跃(图 5-23)。三系均见不同程度的病态造血。幼红细胞发育异常,可见核分叶、多核、核间桥连及巨幼样变。粒系增生,以中性粒细胞增生为主伴发育异常,主要表现为胞体小、Pelger-Huët 样畸形、核分叶过多、胞质颗粒过少等。巨核细胞发育异常,以小巨核细胞、不分叶核及多个分叶核的巨核细胞为主(图 5-24~图 5-26)。

3. 骨髓活检主要表现为不成熟粒细胞增多,并有幼稚前体细胞异常定位(abnormal localization of immature precursor, ALIP)。

图 5-23　MDS-RAEB 骨髓象(×100)
骨髓增生明显活跃

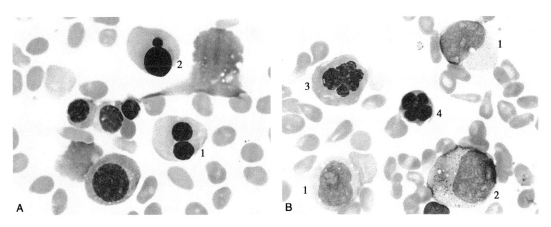

图 5-24　MDS-RAEB 骨髓象
A. 红系病态造血:1. 幼红细胞双核,2. 幼红细胞核出芽;B. 粒系病态造血:1. 原粒细胞含空泡,2. 早幼粒细胞含空泡;红系病态造血:3. 幼红细胞巨幼样变及核碎裂,4. 幼红细胞多核

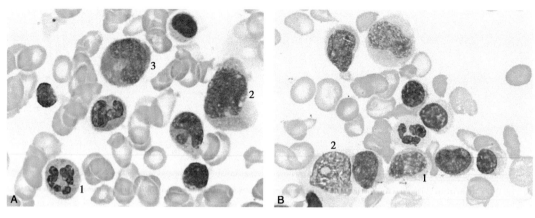

图 5-25　MDS-RAEB 骨髓象(粒系病态造血)

A. 1. 中性粒细胞核分叶过多,2. 巨中性中幼粒细胞,3. 巨中性晚幼粒细胞;B. 1. 中性粒细胞颗粒减少,2. 中性粒细胞环形核

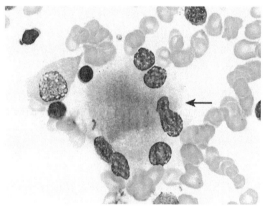

图 5-26　MDS-RAEB 骨髓象

巨核系病态造血:多个核巨核细胞

第五节　骨髓增生异常综合征伴孤立 5q 缺失

骨髓增生异常综合征伴孤立 5q 缺失[myelodysplastic syndrome with isolated del(5q⁻)],又称"5q⁻综合征"(5q⁻ syndrome),多见于中、老年女性,常有严重的大细胞性贫血,血小板正常或明显增多、巨核细胞不分叶等特点。临床上感染和出血少见,中位生存期较长,转化成急性髓系白血病的风险较小。

1. **血象**　RBC 计数和 HGB 浓度减少,多为大细胞性贫血。WBC 计数轻度减少,血小板计数正常或增多。外周血偶见原始细胞,一般小于 1%。

2. **骨髓象**　骨髓增生活跃或明显活跃(图 5-27)。红系常增生减低。粒、红两系病态造血不常见。巨核系细胞增生伴病态造血,常表现为胞核分叶减少或不分叶(图 5-28)。原始细胞一般小于 5%。

3. **细胞遗传学**　细胞遗传学改变特点为孤立的 5q 缺失,总有 q31~q33 间的缺失(图 5-29)。

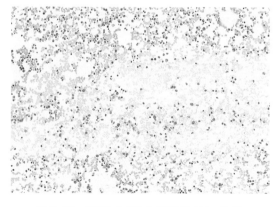

图 5-27　MDS-5q⁻综合征骨髓象(×100)

骨髓增生明显活跃

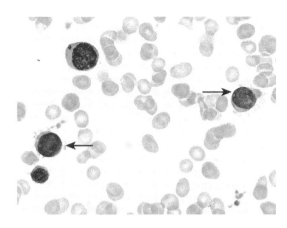

图 5-28 MDS-5q⁻综合征骨髓象
病态造血:淋巴样小巨核细胞(箭)

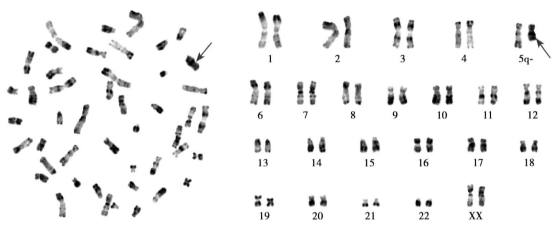

图 5-29 MDS-5q⁻综合征病人骨髓细胞染色体核型(R 带)
46,XX,del(5)(q12;q31)

第六节 骨髓增生异常综合征,无法分类

骨髓增生异常综合征,无法分类(myelodysplastic syndrome, unclassifiable, MDS-U)是指发病之初就缺乏作为 MDS 特定类型的诊断特征,它常见于以下几种情况:

(1)有 RCUD 或 RCMD 的表现,但外周血原始细胞达 1%。

(2)单一系列发育异常的 MDS 伴全血细胞减少,而 RCUD 外周血只能是一系或两系的细胞减少。

(3)持续性血细胞减少,伴外周血原始细胞≤1%,骨髓中原始细胞≤5%。有明确的一系或多系细胞发育异常,异常细胞小于10%,同时伴有疑似 MDS 细胞遗传学异常。

(林东红)

第六章

骨髓增殖性肿瘤

骨髓增殖性肿瘤（myeloproliferative neoplasm, MPN）是克隆性造血干细胞疾病，以分化相对成熟的一系或多系髓系细胞持续性异常增生为特征。MPN 起病隐匿，肝、脾大常见，随着疾病进展，最终可转化成急性白血病或骨髓衰竭。MPN 包括慢性髓细胞白血病 *BCR/ABL1* 阳性、真性红细胞增多症、原发性血小板增多症、原发性骨髓纤维化、慢性嗜酸性粒细胞白血病，非特指型、慢性中性粒细胞白血病、肥大细胞增生症及不能分类的骨髓增殖性肿瘤。

第一节　慢性髓细胞白血病，*BCR/ABL1* 阳性

慢性髓细胞白血病，*BCR/ABL1* 阳性

[chronic myelogenous leukemia, *BCR/ABL1* positive, CML, *BCR/ABL1*⁺] 是起源于造血干细胞的克隆性骨髓增殖性肿瘤，主要累及粒系细胞。CML, *BCR/ABL1*⁺ 病人起病隐匿，病程缓慢，临床表现为乏力、低热、脾大，外周血以中、晚幼粒细胞持续增高为特征，90% 以上病人有恒定的、特征性的 Ph 染色体（图 6-1）及 *BCR/ABL1* 融合基因。未经治疗的 CML, *BCR/ABL1*⁺ 病人自然病程通常分为慢性期（chronic phase, CP）、加速期（accelerated phase, AP）和急变期（blast phase, BP），中位生存期为 3~4 年。

1. **血象**　HGB 浓度早期可正常，随病情进展逐渐减低，可见幼红细胞，成熟红细胞形态大致正常。WBC 计数显著升高，可高达 1000×10⁹/L，可见各阶段粒细胞。慢性期以

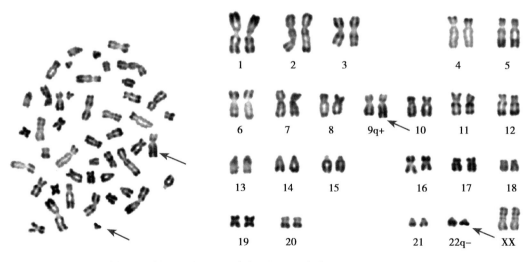

图 6-1　CML, *BCR/ABL1*⁺ 病人骨髓细胞染色体核型（R 显带）
46, XX, t(9;22)

100

中性中、晚幼粒及杆状核细胞为主,原始细胞小于10%,常伴嗜碱和(或)嗜酸性粒细胞增多。加速期可有原始细胞增多,占10%~19%,和(或)有嗜碱性粒细胞增多≥20%。当原始细胞≥20%,则进入急变期。部分初诊病人血小板计数明显增高,可达1000×10^9/L,加速和急变期血小板呈进行性减少,可见巨大和畸形血小板,同时可见少量小巨核细胞(图6-2~图6-4)。

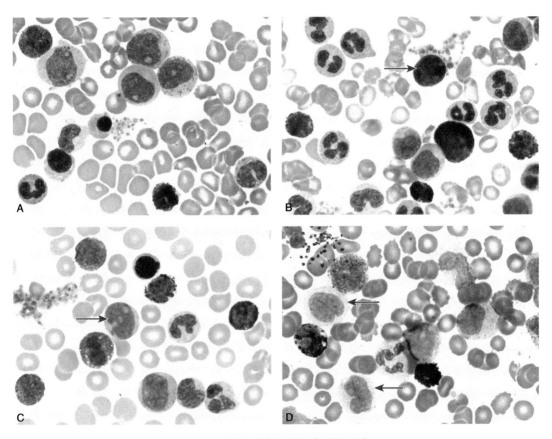

图6-2 CML,*BCR/ABL1*$^+$(CP)血象
A.白细胞增多,以中性中幼粒及以下阶段粒细胞为主,可见嗜酸、嗜碱性粒细胞及幼红细胞;B.白细胞增多,嗜碱性粒细胞明显增多,可见小巨核细胞(箭);C.嗜酸、嗜碱性粒细胞明显增多,可见原始粒细胞(箭);D.箭示单核细胞增多

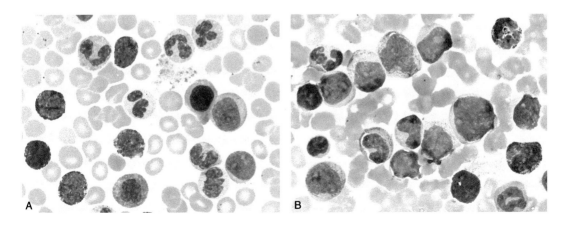

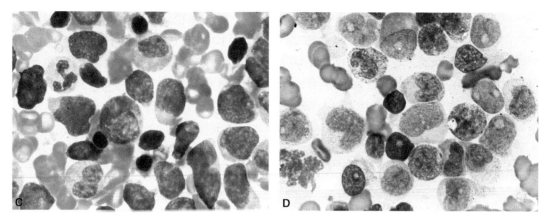

图 6-3　CML，*BCR/ABL1*⁺血象

A.加速期，嗜碱性粒细胞明显增多；B.加速期，原始粒细胞及早幼粒细胞明显增多；C.CML 急淋变，原始淋巴细胞和幼稚淋巴细胞明显增多；D.CML 急单变，原始单核细胞和幼稚单核细胞明显增多

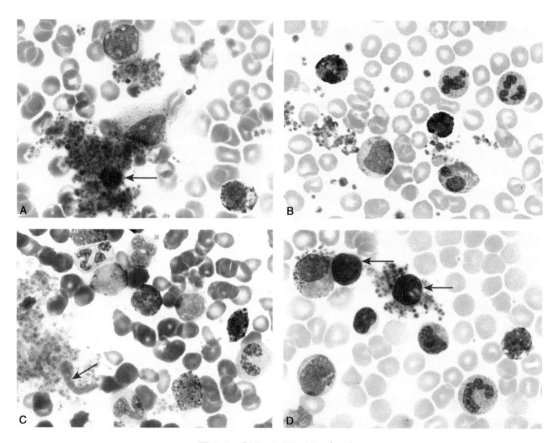

图 6-4　CML，*BCR/ABL1*⁺血象

A.血小板成堆出现，可见巨大血小板(箭)；B.血小板散在或呈小堆出现；C.箭示畸形血小板；D.箭示小巨核细胞

2. 骨髓象

（1）骨髓增生明显或极度活跃，粒红比可高达 50:1（图 6-5）。

（2）粒系显著增生，慢性期以中性中、晚幼粒及杆状核粒细胞为主，原始粒细胞小于 10%，嗜碱和（或）嗜酸性粒细胞明显增多。粒细胞可有形态异常,如细胞大小不一、核质发育不平衡,可见 Pelger-Huët 样畸形。有些病例可见类似 Gaucher 细胞和海蓝细胞样的吞噬细胞。加速期原始细胞为 10%~19%,常伴有嗜碱性粒细胞的进行性增加。当原始细胞≥20%,则进入急变期,急变的原始细胞 70% 以上为髓系,其次为淋系(图 6-6,图 6-7)或其他系。

（3）红系细胞早期增生活跃,加速、急变期增生受抑。巨核系细胞早期正常或增高,加速、急变期减少,易见小巨核细胞(图 6-8)。

3. 细胞化学染色 CML,*BCR/ABL1*⁺(CP)的 NAP 阳性率及积分明显减低,甚至

为 0 分(图 6-9)。若合并感染或发生急变,NAP 积分可升高。

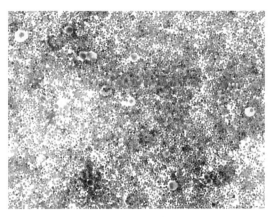

图 6-5 CML,*BCR/ABL1*⁺骨髓象(×100)
骨髓增生极度活跃,巨核细胞明显增多

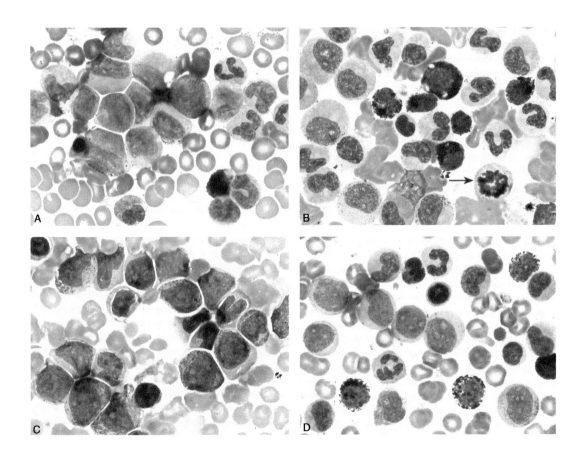

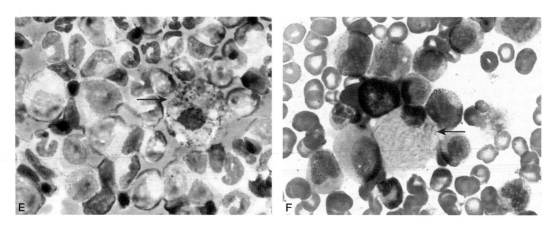

图 6-6　CML，*BCR/ABL1*⁺骨髓象

A.中性中、晚幼粒及杆状核粒细胞为主,可见嗜碱、嗜酸性粒细胞;B.嗜碱性、嗜酸性粒细胞明显增多,箭示粒系分裂中期细胞;C.加速期,原粒、早幼粒细胞明显增多;D.加速期,原始粒细胞及嗜碱性粒细胞明显增多;E.箭示海蓝样细胞;F箭示 Gaucher 样细胞

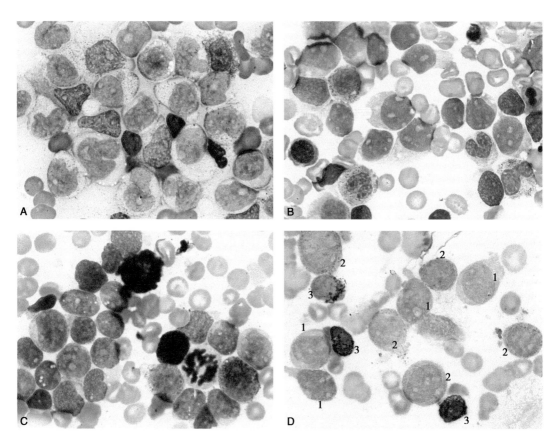

图 6-7　CML，*BCR/ABL1*⁺(急变)骨髓象

A.急单变,原始、幼稚单核细胞明显增多;B.急粒变,原始粒细胞明显增多;C.急淋变,原始、幼稚淋巴细胞明显增多;D.急巨变:1.原始巨核细胞;2.幼稚巨核细胞;3.嗜碱性粒细胞

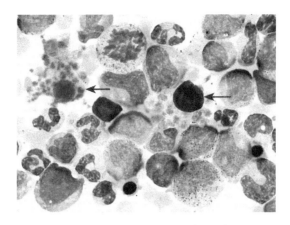

图 6-8 CML,*BCR/ABL1*⁺骨髓象
箭示小巨核细胞

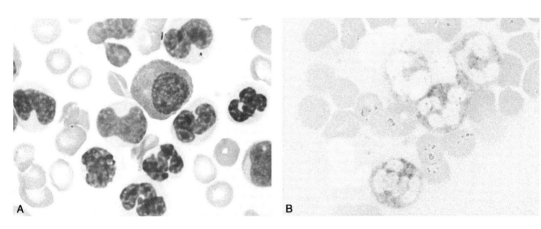

图 6-9 CML,*BCR/ABL1*⁺NAP 染色(甲基绿复染)
A. NAP 阴性(CP);B. NAP 阳性(BP)

第二节 真性红细胞增多症

真性红细胞增多症(polycythemia vera,PV)是一种原因未明的、以红细胞异常增生为主的骨髓增殖性肿瘤,除红系显著增生外,常有粒系和巨核系的过度增生,约 90% ~ 95%病人有 *JAK2V617F* 基因突变。PV 起病隐匿,常因头痛、头晕、耳鸣以及皮肤黏膜暗红而就诊。随病情进展,可出现肝、脾大,易引发血栓和出血。

1. 血象 HGB 浓度明显升高,成熟红细胞形态大致正常,偶见幼红细胞(图 6-10),常因红细胞数量增加而呈叠集状。WBC 计数随病情进展增高明显,有轻度核左移现象,偶见中、晚幼粒细胞(图 6-11,图 6-12)。血小板计数增高,可见巨型或畸形血小板(图 6-13,图 6-14)。

2. 骨髓象

(1) 骨髓增生明显活跃或极度活跃,粒红比值减低(图 6-15)。

(2) 粒、红、巨三系均增生,但以红系增生更显著,巨核细胞可成堆出现。各系、各阶段有核细胞比值及形态大致正常(图 6-16 ~ 图 6-19)。若进入骨髓纤维化期,则常有"干抽"现象。

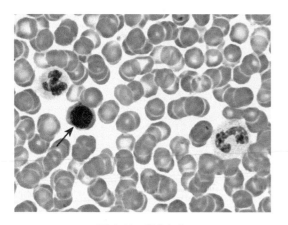

图 6-10　PV 血象
外周血可见幼红细胞,箭示中幼红细胞,成
熟红细胞呈叠集状

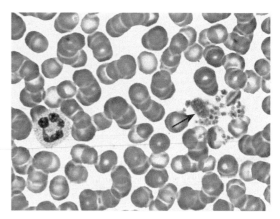

图 6-13　PV 血象
血小板明显增多,成堆出现,箭示大血小板

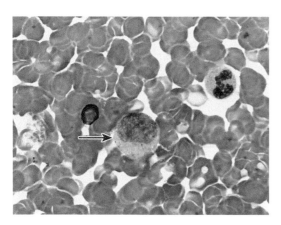

图 6-11　PV 血象
成熟红细胞数量明显增多,呈叠集状。可见
幼粒细胞,箭示中性中幼粒细胞

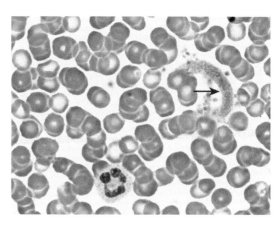

图 6-14　PV 血象
箭示异形(带形)血小板

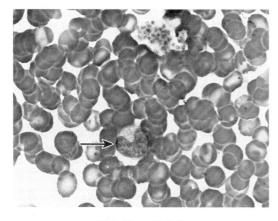

图 6-12　PV 血象
成熟红细胞数量明显增多,成堆或缗钱样。箭示
中性晚幼粒细胞

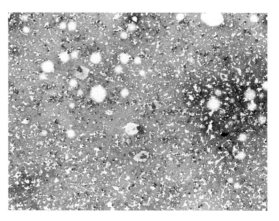

图 6-15　PV 骨髓象(×100)
骨髓增生明显活跃,巨核细胞显著增多

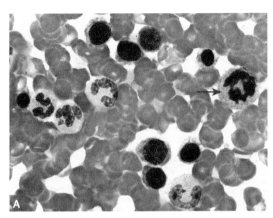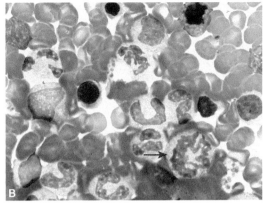

图 6-16 PV 骨髓象

A.红系增生活跃,成熟红细胞呈叠集状,箭示红系分裂细胞;B.粒系增生活跃,成熟红细胞成堆,箭示粒系分裂细胞

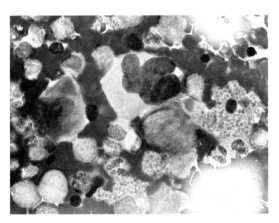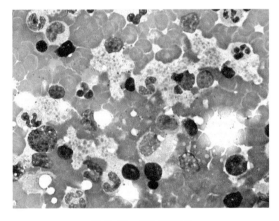

图 6-17 PV 骨髓象
巨核细胞增生活跃,血小板成堆出现

图 6-19 PV 骨髓象
成熟红细胞密集成堆,血小板明显增多,成堆出现

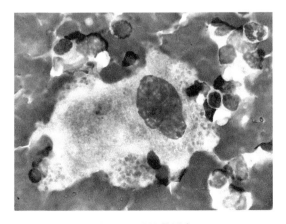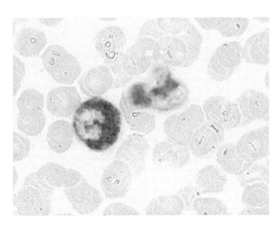

图 6-18 PV 骨髓象
产板型巨核细胞增多

图 6-20 PV NAP 染色
NAP 活性明显增高

3. 细胞化学染色 NAP 活性增高,积分大于 100 分,细胞外铁减少或消失(图 6-20)。

第三节 原发性血小板增多症

原发性血小板增多症(essential thrombocythemia,ET)是一种原因未明的以巨核细胞系异常增生,血小板数持续增多,有血栓形成和(或)自发性出血倾向的慢性骨髓增殖性肿瘤,临床上较少见,起病缓慢,好发于老年人,常因头痛、头晕、肢体麻木、意识模糊就诊,多数病人有明显的脾大。

1. 血象 HGB 浓度一般正常或轻度增高,可因反复出血导致小细胞低色素性贫血。WBC 计数增高,以中性分叶核粒细胞为主,偶见中、晚幼粒细胞。血小板计数明显增多,常大于 $1000×10^9/L$,MPV 增大,血小板比容明显增加。血小板大小不等、形状不规则,从微小型到巨型血小板均可见到。血小板常自发聚集成堆出现(图 6-21~图 6-24)。

2. 骨髓象 骨髓增生活跃或明显活跃,偶见增生减低(图 6-25)。巨核系细胞异常增生,成堆簇集,以成熟型为主,但原巨及幼稚巨核细胞比率也增高,可见大型或巨大型巨核细胞,核分叶过多常见,也可见到小巨核细胞。血小板生成增多,可见成片的血小板(图 6-26~图 6-29)。红系、粒系细胞形态无明显改变。

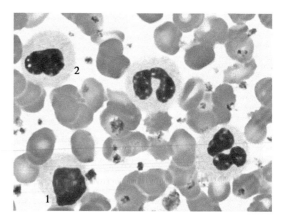

图 6-22 ET 血象
血小板明显增多,可见:1. 中性中幼粒细胞;2. 中性晚幼粒细胞

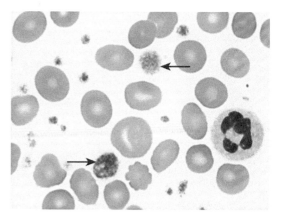

图 6-23 ET 血象
血小板明显增多,可见巨大血小板(箭)

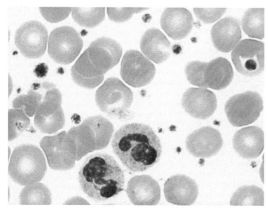

图 6-21 ET 血象
血小板明显增多且大小不一

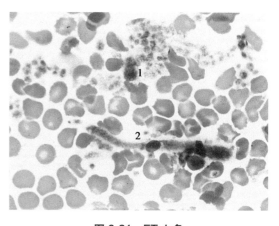

图 6-24 ET 血象
血小板明显增多,可见:1. 大血小板;2. 异形(带形)血小板

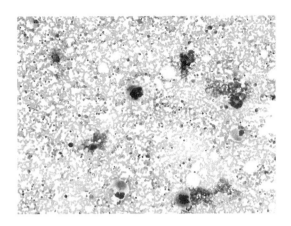

图 6-25　ET 骨髓象(×100)

骨髓有核细胞增生活跃,成熟型巨核细胞明显增多

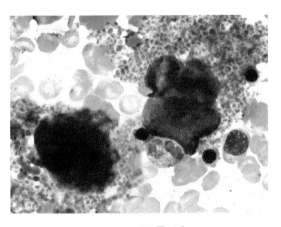

图 6-26　ET 骨髓象

产血小板型巨核细胞增多

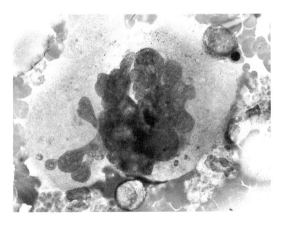

图 6-27　ET 骨髓象

分叶过多的巨大型巨核细胞

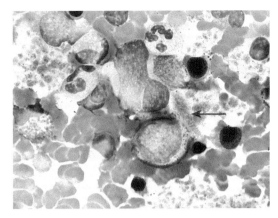

图 6-28　ET 骨髓象

血小板明显增多,箭示异形血小板

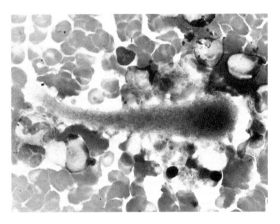

图 6-29　ET 骨髓象

血小板明显增多,箭示巨大异形血小板

3. 细胞化学染色　5'-核苷酸酶、PAS、ACP 染色,巨核细胞均呈阳性。

第四节　原发性骨髓纤维化

原发性骨髓纤维化(primary myelofibrosis,PMF)是一种以骨髓巨核细胞和粒系细胞增生为主的骨髓增殖性肿瘤。早期为增殖期(纤维化前期),各系细胞均见增生,以巨核细胞增生为主,进而表现为纤维化期,造血细胞明显减少,以网状纤维或胶原纤维增生为主,常伴骨髓硬化,外周血出现幼红、幼粒细胞及泪滴形红细胞。该病起病缓慢,开始多无自觉症状,巨脾是本病的主要体征。

1. **血象**　HGB 浓度增殖期常轻度减少,多为正细胞正色素性贫血,纤维化期有明显出血时,可有小细胞低色素性贫血。中、晚幼红细胞易见,成熟红细胞大小不均,可见泪滴形红细胞(图 6-30,图 6-31)。增殖期 WBC 增高,以成熟中性粒细胞为主,可见中、晚幼粒细胞,偶见原始及早幼粒细胞。纤维化期 WBC 明显减少,外周血原始细胞数量显著增多(图 6-32~图 6-34)。增殖期血小板增高,随着病情进展逐渐减低。可见巨人血小板、畸形血小板,偶见微小巨核细胞(图 6-35)。

2. **骨髓象**　纤维化前期,造血细胞仍可增生,以粒系和巨核系为主,纤维化期骨髓穿刺常"干抽"(图 6-36)。

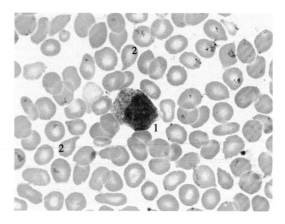

图 6-32　PMF 血象
成熟红细胞大小不一,可见:1. 中性中幼粒细胞;2. 泪滴形红细胞

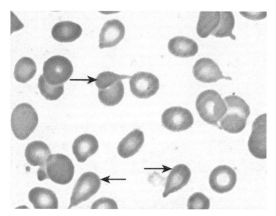

图 6-30　PMF 血象
成熟红细胞大小不一,可见泪滴形红细胞(箭)

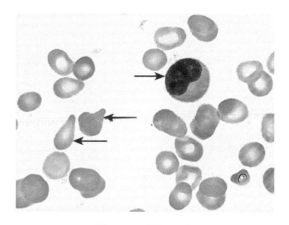

图 6-33　PMF 血象
泪滴形红细胞(蓝箭),中性晚幼粒细胞(红箭)

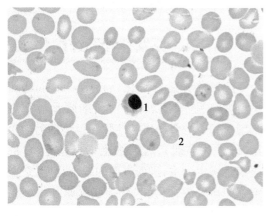

图 6-31　PMF 血象
成熟红细胞大小不一,可见:1. 晚幼红细胞;
2. 泪滴形红细胞

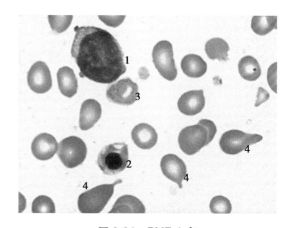

图 6-34　PMF 血象
1. 原始细胞;2. 晚幼红细胞;3. 嗜碱性点彩红细胞;4. 泪滴形红细胞

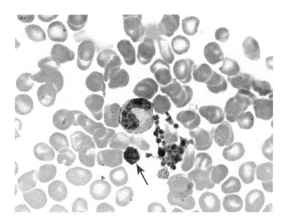

图 6-35　PMF 血象
血小板增多,可见大血小板(箭)

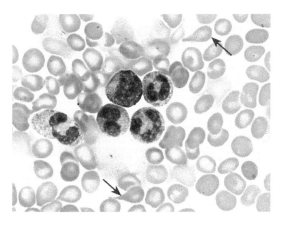

图 6-36　PMF 骨髓象
以粒系增生为主,可见泪滴形红细胞(箭)

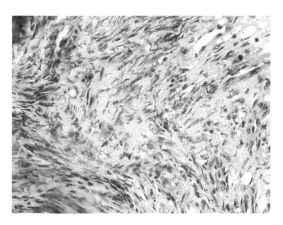

图 6-37　PMF 骨髓活检(×400)
大量纤维组织增生

3. 骨髓活检　骨髓活检是诊断 PMF 的主要手段,常见纤维组织异常增生和巨核细胞的多形性异常(图 6-37,图 6-38)。

4. 细胞化学染色　NAP 积分增高。

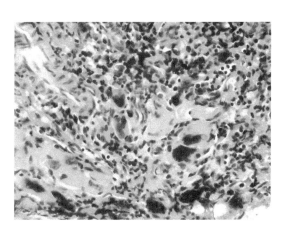

图 6-38　PMF 骨髓活检(×400)
巨核细胞明显增生

(杨　颉)

第五节　慢性中性粒细胞白血病

慢性中性粒细胞白血病(chronic neutrophilic leukemia,CNL)是一种罕见的以骨髓和外周血中性粒细胞增生为主要特征的骨髓增殖性肿瘤,其特征为外周血中性粒细胞持续增多,NAP 积分明显增高,无 Ph 染色体和 *BCR/ABL1* 融合基因。本病起病隐匿,以老年居多,主要表现为乏力、低热、轻度贫血及肝、脾大等。

1. 血象　HGB 浓度正常或轻度减少,贫血多为正细胞正色素性,幼红细胞可见。WBC 计数增高,以成熟的中性粒细胞增高为主,胞质中常有中毒颗粒、Döhle 小体及空泡,偶见胞核分叶过多现象。可见少量中性中、晚幼粒细胞及早幼粒细胞,无原始粒细胞。嗜酸性、嗜碱性粒细胞不增高。血小板数量及形态一般正常(图 6-39)。

2. 骨髓象　骨髓增生明显活跃,粒红比值可高达 20∶1或以上。粒系极度增生,以中性中幼粒以下细胞为主,嗜酸性、嗜碱性粒细胞不增高。红系增生减低,巨核系增生正常或增高,可见小巨核细胞(图 6-40)。

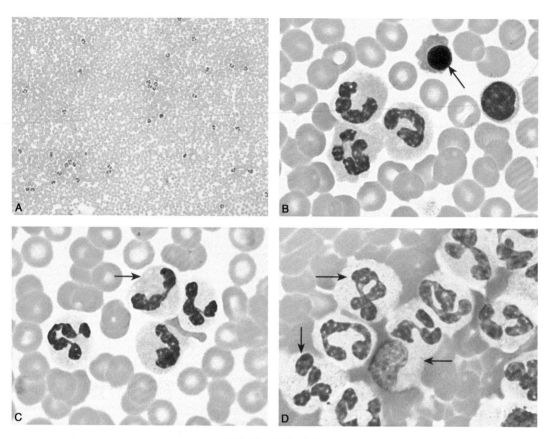

图 6-39　CNL 血象

A. 白细胞明显增高,以中性粒细胞为主(×100);B. 箭示晚幼红细胞;C. 箭示中性分叶核粒细胞胞质内可见空泡;D. 红箭示中性分叶核粒细胞内可见中毒颗粒,蓝箭示中性晚幼粒细胞

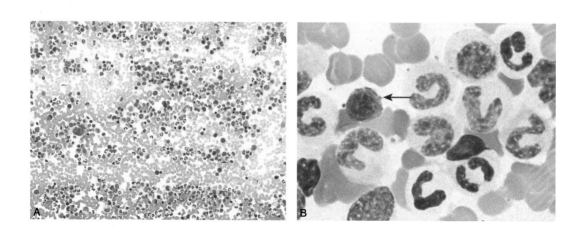

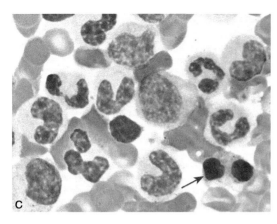
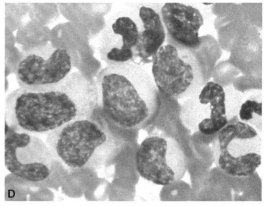

图 6-40 CNL 骨髓象

A. 骨髓增生明显活跃(×100);B~D. 以中、晚幼粒、杆状核、分叶核粒细胞为主,偶见幼红细胞(箭)

3. 细胞化学染色 NAP 积分正常或明显增高(图 6-41)。

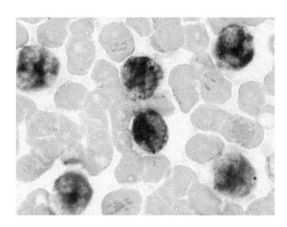

图 6-41 CNL-NAP 染色
NAP 染色阳性,积分明显增高

第六节 慢性嗜酸性粒细胞白血病,非特指型

慢性嗜酸性粒细胞白血病,非特指型(chronic eosinophilic leukemia, not otherwise specified, CEL, NOS)是一种极为罕见的嗜酸性前体细胞自主性、克隆性增殖,导致外周血、骨髓及周围组织嗜酸性粒细胞持续增多的骨髓增殖性肿瘤。本病最严重的临床表现是因心脏、肺、中枢神经系统及皮肤损害而出现的脑栓塞、周围神经病变、中枢神经系统功能异常、心力衰竭、呼吸困难、皮肤红斑、丘疹及风湿病样表现。

1. 血象 RBC 计数、HGB 浓度减低。WBC 计数明显增高,以成熟型嗜酸性粒细胞为主,绝对值≥$1.5×10^9$/L,可有少量嗜酸性中、晚幼粒或早幼粒细胞。白血病性嗜酸性粒细胞常表现为细胞大小不一,核分叶过多或不分叶,胞质颗粒少而粗大、可见空泡等特征。原始细胞一般不增高(图 6-42)。血小板计数多减少。

2. 骨髓象 骨髓增生极度活跃或明显活跃。以嗜酸性粒细胞增生为主,可见各阶段嗜酸性粒细胞,但以嗜酸性中、晚幼粒细胞为主,其形态异常,可见双核或核分叶过多,胞质颗粒少而粗大,有空泡等。原始粒细胞增多,一般小于 20%(图 6-43)。红系和巨核系大致正常。

3. 细胞化学染色 嗜酸性粒细胞白血病具有特征性的细胞化学染色,即抗氰化物过氧化物酶染色阳性。

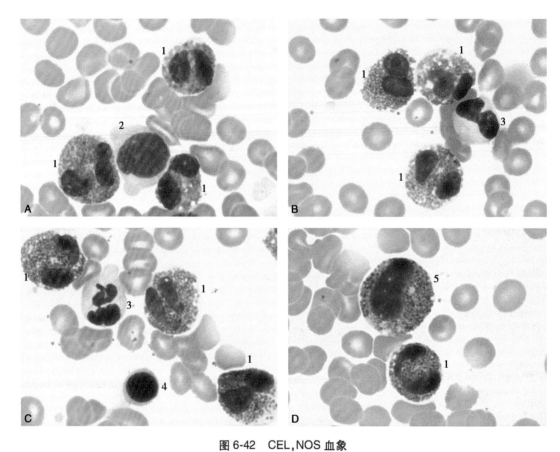

图 6-42 CEL, NOS 血象
1. 成熟的嗜酸性粒细胞；2. 原始细胞；3. 中性粒细胞；4. 淋巴细胞；5. 嗜酸性晚幼粒细胞

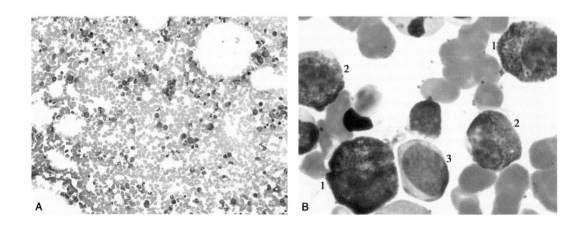

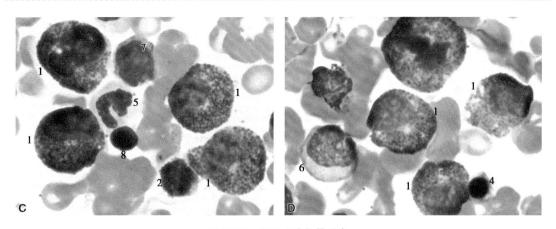

图 6-43　CEL,NOS 骨髓象

A. 骨髓增生明显活跃(×100);B～D. 1. 幼稚嗜酸性粒细胞;2. 嗜酸性粒细胞;3. 原始细胞;4. 幼
红细胞;5. 中性粒细胞;6. 幼稚粒细胞;7. 单核细胞;8. 淋巴细胞

（胡王强）

第七章

骨髓增生异常-骨髓增殖性肿瘤

第一节 慢性粒-单核细胞白血病

慢性粒-单核细胞白血病(chronic my-elomonocytic leukemia,CMML),是一种起源于骨髓干细胞的克隆性造血系统的恶性肿瘤,同时具有 MPN 和 MDS 的临床特征。WHO(2016)根据外周血和骨髓原始细胞比例将 CMML 分为 3 型:①CMML-0:外周血原始细胞小于 2%、骨髓中小于 5%;②CMML-1:外周血原始细胞 2%～4%、骨髓中 5%～9%;③CMML-2:外周血原始细胞 5%～19%、骨髓中 10%～19%,或有 Auer 小体。该病病因未明,发病比较隐匿,大部分 CMML 病人发病年龄在 60 岁以上,常见的症状有贫血、消瘦、发热、感染、肝脾大等。

1. 血象 单核细胞增多是该病的特征性标志。单核细胞数常大于 $1.0×10^9/L$,通常为 $(2～5)×10^9/L$,也可大于 $80×10^9/L$,一般为成熟型,形态无明显异常,但可有异常颗粒和不常见的核分叶,核染色质疏松。另外可见到一些未成熟的异常单核细胞,表现为胞核扭曲、折叠、染色质致密、胞质蓝染等。可见原单及幼稚单核细胞,但二者之和小于 20%。粒细胞可增多,以成熟粒细胞为主,幼稚粒细胞小于 10%,嗜碱性粒细胞、嗜酸性

粒细胞可轻度增高。血小板计数中度减低,可见异形大血小板(图 7-1～图 7-6)。

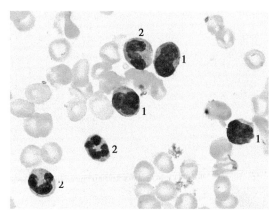

图 7-1 CMML 血象
1. 单核细胞;2. 中性粒细胞

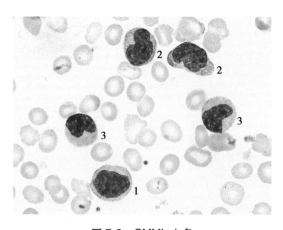

图 7-2 CMML 血象
1. 幼稚单核细胞;2. 单核细胞;3. 中性晚幼粒细胞

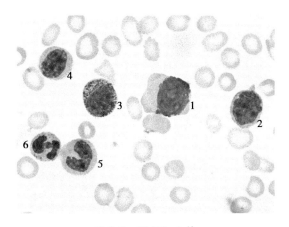

图 7-3　CMML 血片

1. 原始单核细胞；2. 幼稚单核细胞；3. 早幼粒细胞；4. 中性中幼粒细胞；5. 中性杆状核粒细胞；6. 中性分叶核粒细胞

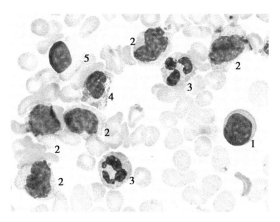

图 7-4　CMML 血片

1. 原始粒细胞；2. 单核细胞；3. 中性分叶核粒细胞；4. 嗜酸性粒细胞；5. 淋巴细胞

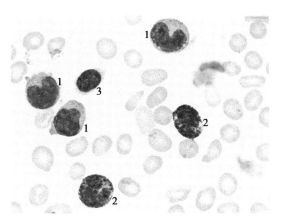

图 7-5　CMML 血象

1. 单核细胞；2. 嗜碱性粒细胞；3. 淋巴细胞

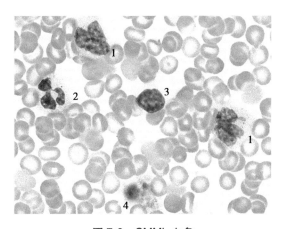

图 7-6　CMML 血象

1. 单核细胞；2. 中性分叶核粒细胞；3. 淋巴细胞；4. 大血小板

2. 骨髓象　骨髓增生活跃或明显活跃，粒系和单核系细胞均增多。粒系以中、晚幼粒及成熟细胞增多为主，伴形态异常（颗粒减少或增多、核分叶异常、胞质中出现空泡）。单核细胞增多，以成熟型为主，幼稚单核细胞常有形态异常。粒、单系原始细胞可增高，但二者之和不超过 20%。红系发育异常，表现为巨幼样变、核碎裂、花瓣核等。可见巨核系发育异常，偶见小巨核细胞（图 7-7～图 7-14）。

3. 细胞化学染色　α 萘酚乙酸酯酶或萘酚丁酸酯酶染色阳性。

图 7-7　CMML 骨髓象（×100）
骨髓增生明显活跃

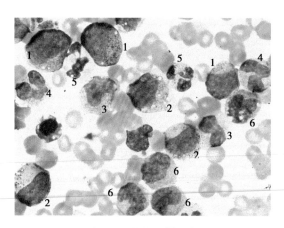

图 7-8　CMML 骨髓象
1. 早幼粒细胞,有的胞质内可见空泡;2. 中性中幼粒细胞;3. 中性晚幼粒细胞;4. 中性杆状核粒细胞;5. 中性分叶核粒细胞;6. 单核细胞,有的胞质内可见空泡

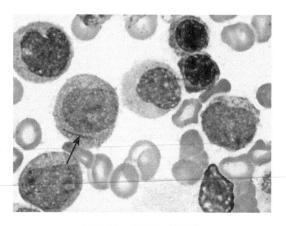

图 7-11　CMML 骨髓象
箭示原始单核细胞中可见 Auer 小体(CMML-2 型)

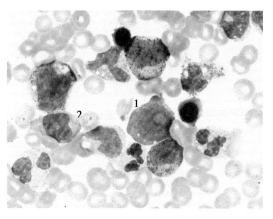

图 7-9　CMML 骨髓象
1. 原始单核细胞;2. 单核细胞

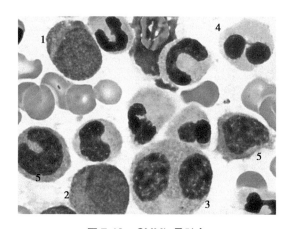

图 7-12　CMML 骨髓象
1. 原始粒细胞;2. 早幼粒细胞;3. 双核中性中幼粒细胞;4. 中性粒细胞分叶不良(Pelger-Hüet 样畸形);5. 单核细胞

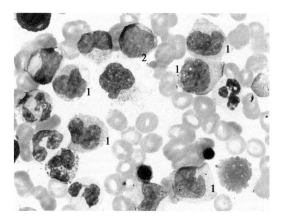

图 7-10　CMML 骨髓象
单核细胞明显增多,可见原始粒细胞。1. 单核细胞;2. 原始粒细胞

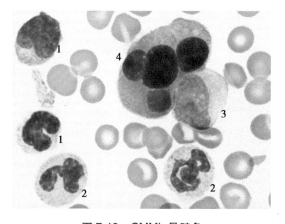

图 7-13　CMML 骨髓象
1. 单核细胞;2. 中性分叶核粒细胞;3. 中性中幼粒细胞;4. 多个核的巨大幼红细胞

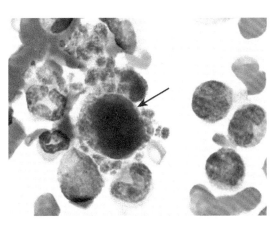

图 7-14 CMML 骨髓象
箭示单圆核小巨核细胞

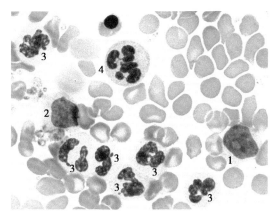

图 7-15 aCML 血象
1. 原始粒细胞；2. 中性中幼粒细胞伴颗粒
减少；3. 分叶不良的中性粒细胞伴颗粒减少
或缺如；4. 中性多分叶核粒细胞

第二节 不典型慢性粒 细胞白血病

不典型慢性粒细胞白血病(atypical chronic myeloid leukemia,aCML)是一种兼有骨髓发育异常与骨髓增殖特点的白血病,主要累及粒系,同时伴有多系发育异常,本病与CML,*BCR-ABL1*⁺有许多相似之处,但无 ph染色体及 BCR-ABL1 融合基因。

1. 血象 病人可有中度贫血,红细胞发育异常,可见巨大椭圆形红细胞。WBC 计数增高,常 ≥13×10⁹/L,少数病人可高达 300×10⁹/L 以上。粒系增生为主,原始粒细胞小于5%,早幼粒及以下阶段幼稚细胞占 10%~20%或更多,其中中幼粒细胞异常增生伴形态异常,可见 Pelger-Hüet 样畸形或畸形的核分叶、染色质异常聚集、胞质出现异常颗粒等。单核细胞增多,但比例小于 10%。常见血小板计数减低(图 7-15~图 7-17)。

2. 骨髓象 骨髓增生极度活跃,以粒系增生为主,原始细胞可增多,但小于 20%。粒系形态上与外周血的粒细胞相似。部分病人可见红系、巨核系细胞的发育异常(图 7-18~图 7-23)。

3. 细胞化学染色 细胞化学染色无特征性异常改变。

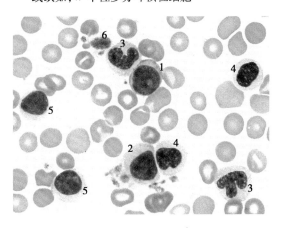

图 7-16 aCML 血象
1. 原始粒细胞；2. 中性中幼粒细胞伴颗粒
减少；3. 中性杆状核粒细胞；4. 中性粒细胞
分叶不良(Pelger-Hüet 样畸形)伴颗粒减少；
5. 淋巴细胞；6. 大血小板

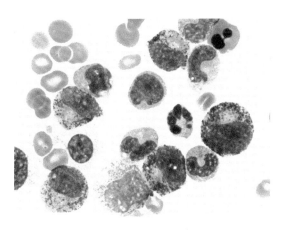

图 7-17 aCML 血象
以中性中晚幼粒细胞为主,部分中性中幼粒
细胞胞质中颗粒增多、增粗

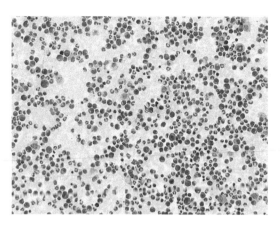

图 7-18　aCML 骨髓象(×100)
骨髓增生极度活跃

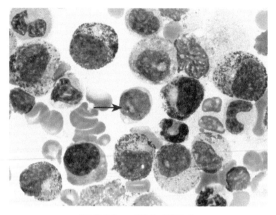

图 7-21　aCML 骨髓象
以中性中晚幼粒细胞为主,部分粒细胞胞质
中颗粒增多、增粗,可见原始粒细胞(箭)

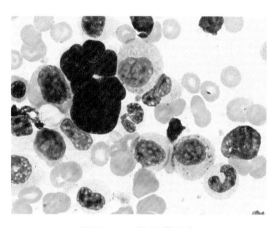

图 7-19　aCML 骨髓象
部分幼粒细胞胞质中颗粒减少

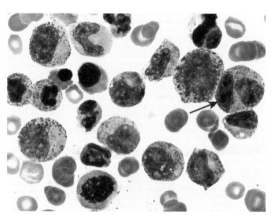

图 7-22　aCML 骨髓象
幼粒细胞胞质中颗粒增多、增粗,可见双核
粒细胞(箭)

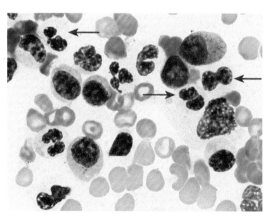

图 7-20　aCML 骨髓象
部分中性粒细胞胞质中颗粒减少或缺如,可
见 Pelger-Hüet 样畸形(箭)

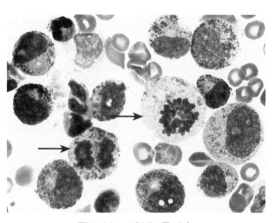

图 7-23　aCML 骨髓象
幼粒细胞胞质中颗粒增多、增粗,可见粒系
分裂细胞(箭)

（杨　颉）

第八章

浆细胞肿瘤

第一节　多发性骨髓瘤

多发性骨髓瘤（multiple myeloma，MM）是骨髓内单一浆细胞株异常增生的恶性肿瘤。其特征是骨髓内单克隆浆细胞恶性增生，并分泌过量的单克隆免疫球蛋白或其多肽链亚单位，即 M 成分（M 蛋白），而正常多克隆浆细胞的增生及免疫球蛋白的分泌受到抑制，从而引发广泛的骨质破坏、骨痛或骨折、贫血、出血、反复感染、高钙血症、肾损伤等临床表现。

1. **血象**　RBC 计数和 HGB 浓度多有不同程度减低，多属正细胞正色素性贫血。随病情进展贫血加重，晚期可表现为全血细胞减少。成熟红细胞呈"缗钱"状排列，可伴有少量幼粒和（或）幼红细胞（图 8-1）。WBC 计数多正常或轻度减少，分类中淋巴细胞相对增多，可见

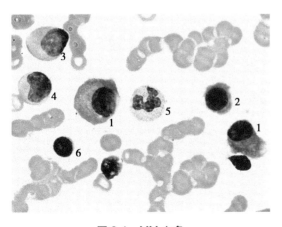

图 8-1　MM 血象
1. 瘤细胞；2. 中幼红细胞；3. 中性中幼粒细胞；
4. 中性晚幼粒细胞；5. 中性分叶核粒细胞；6. 淋巴细胞

少量骨髓瘤细胞，一般小于 5%（图 8-2）。若瘤细胞大于 20% 或绝对值大于 $2.0×10^9/L$ 时，应诊断为浆细胞白血病。血小板计数正常或偏低。

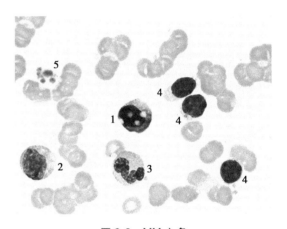

图 8-2　MM 血象
1. 瘤细胞；2. 中性中幼粒细胞；3. 中性分叶核粒细胞；4. 淋巴细胞；5. 成堆血小板

2. **骨髓象**　骨髓增生活跃或明显活跃（图 8-3）。骨髓瘤细胞异常增生，疾病早期瘤细胞一般在 10%~15%，随着病情进展可高达 90% 以上。瘤细胞在骨髓内可呈弥漫性、灶性或斑片状分布，有时需多部位穿刺才能诊断。典型的瘤细胞较成熟浆细胞大、外形不规则，可有伪足。胞核常偏位，染色质疏松，排列紊乱，常有 1~2 个大而清楚的核仁，可见双核、多核、分叶核多形性核瘤细胞。胞质较为丰富，呈灰蓝色或呈火焰状不透明，常含有少量嗜天青颗粒和空泡，有些瘤细胞胞质内含嗜酸球状包涵体（Russel 小体）或大量空泡（桑葚细胞）或排列似葡萄状浅蓝色空泡（葡萄状细胞）（图 8-4 ~ 图 8-9）。粒

图 8-3 MM 骨髓象（×100）
骨髓有核细胞增生活跃

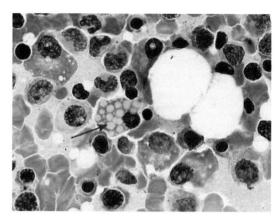

图 8-6 MM 骨髓象
箭示"Russel 小体"

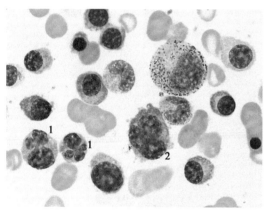

图 8-4 MM 骨髓象
1. 多形核瘤细胞；2. 多核瘤细胞

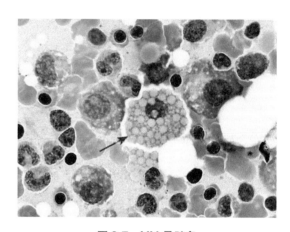

图 8-7 MM 骨髓象
箭示"桑葚细胞"

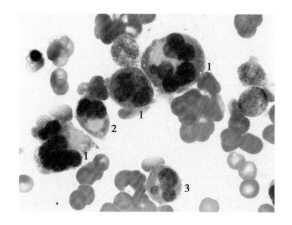

图 8-5 MM 骨髓象
1. 多核瘤细胞；2. 双核瘤细胞；3. 多形核瘤细胞

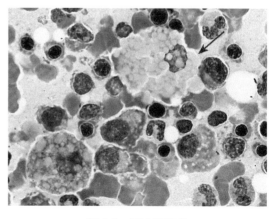

图 8-8 MM 骨髓象
瘤细胞成堆出现，箭示"葡萄状细胞"

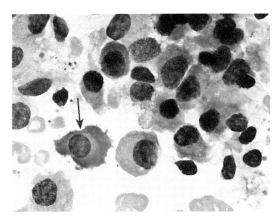

图 8-9　MM 骨髓象
箭示火焰状骨髓瘤细胞

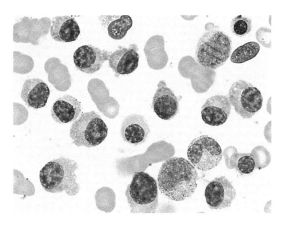

图 8-10　MM 骨髓象
瘤细胞多见,见少量粒、红系细胞,成熟红细胞缗钱状排列

系、红系、巨核系细胞早期无明显变化,晚期均明显减少。成熟红细胞呈"缗钱"状排列(图 8-10)。

第二节　浆细胞白血病

浆细胞白血病(plasma cell leukemia,PCL)是浆细胞异常克隆性增殖引起的一种少见类型的白血病,外周血和骨髓中出现大量异常浆细胞,并广泛浸润各器官和组织。本病有原发和继发之分,原发性 PCL 发病年龄较轻,病人无明显多发性骨髓瘤病史,临床上有典型的急性白血病表现,病情发展迅速,预后不良。继发性 PCL 多继发于多发性骨

髓瘤、淋巴瘤、慢性淋巴细胞白血病及巨球蛋白血症等。

1.**血象**　多数病人为中度贫血,一般为正细胞正色素性,也可见低色素性。WBC 计数多升高,可达$(10\sim90)\times10^9/L$。分类中浆细胞(包括原、幼浆细胞)≥20%或绝对值≥2×$10^9/L$,原、幼浆细胞明显增多伴形态异常(图 8-11,图 8-12)。血小板计数数量明显减少。

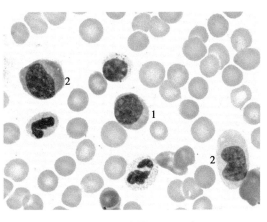

图 8-11　原发性 PCL 血象
1.原始浆细胞;2.幼稚浆细胞

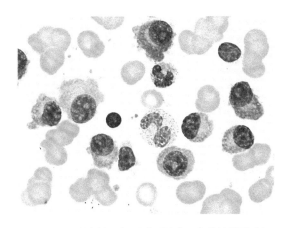

图 8-12　继发性 PCL 血象(继发于多发性骨髓瘤)
以异常浆细胞(瘤细胞)为主,核染色质疏松,核仁明显。成熟红细胞呈缗钱状排列

2.**骨髓象**　骨髓增生极度活跃或明显活跃(图 8-13)。浆细胞系异常增生,各阶段异常浆细胞可达 10%~92%,原始和幼稚浆细胞明显增多,可见小型浆细胞、网状细胞样浆细胞,浆细胞成熟程度和其形态极不一致。胞体

一般较小,呈圆形、长圆形或卵圆形。胞核较幼稚,核仁明显,核染色质疏松,核质发育不平衡。胞质呈灰蓝色,无颗粒(图 8-14,图 8-15)。红系、粒系和巨核系细胞增生受抑(图 8-16)。

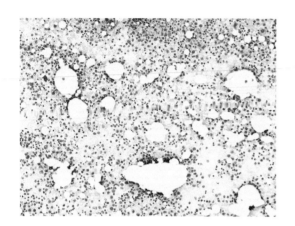

图 8-13 PCL 骨髓象(×100)
骨髓有核细胞增生极度活跃

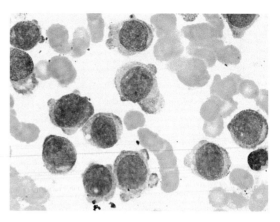

图 8-15 继发性 PCL 骨髓象
以原、幼浆细胞(骨髓瘤细胞)为主,成熟红细胞呈缗钱状排列

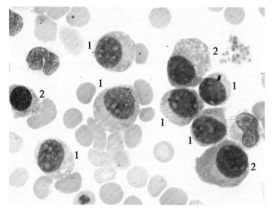

图 8-14 原发性 PCL 骨髓象
1. 原始浆细胞;2. 幼稚浆细胞

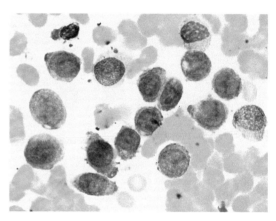

图 8-16 继发性 PCL 骨髓象
红、粒、巨三系细胞增生受抑

3. 细胞化学染色 白血病性原、幼浆细胞 POX 阴性,PAS 染色呈阳性,ACP 阳性。

(郭小芳)

第九章

其他白细胞疾病

临床上良性（或反应性）白细胞疾病主要包括中性粒细胞减少症和粒细胞缺乏症、类白血病反应、传染性"单个核细胞"增多症、类脂质沉积病以及嗜血细胞综合征等。外周血白细胞数量异常及骨髓中出现异常增殖的组织细胞对这类疾病的诊断具有重要意义。

第一节 中性粒细胞减少症和粒细胞缺乏症

中性粒细胞减少是指血液中性粒细胞绝对值低于正常人群均值两个标准差以上。当外周血中性粒细胞绝对值低于 $2.0×10^9/L$（成人）或低于 $1.5×10^9/L$（小于 10 岁儿童）或低于 $1.8×10^9/L$（10~14 岁儿童）时称为中性粒细胞减少症（neutropenia）。当中性粒细胞绝对值低于 $0.5×10^9/L$ 时称为粒细胞缺乏症（agranulocytosis），粒细胞缺乏症是中性粒细胞减少症发展到严重的阶段。引起粒细胞减少常见的原因有粒细胞生成减少、破坏和消耗过多及分布异常。

1. **血象** RBC 计数及形态大致正常。WBC 计数持续低于 $4.0×10^9/L$，中性粒细胞绝对值低于 $2.0×10^9/L$，粒细胞缺乏症时低于 $0.5×10^9/L$，中性粒细胞常有核固缩、染色不佳，胞质内出现空泡、中毒颗粒等。淋巴细胞相对增多，有时单核细胞亦相对增多。疾病恢复时，粒细胞回升，血涂片中可见中、晚幼粒细胞（图 9-1）。血小板计数及形态大致正常。

2. **骨髓象** 粒细胞减少症的骨髓象主要表现为粒细胞系统不同程度的增生减低

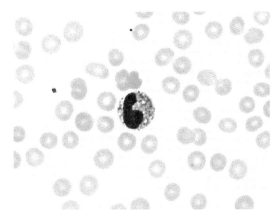

图 9-1 中性粒细胞减少症血象
中央为一中性杆状核粒细胞，胞核固缩，胞质内可见中毒颗粒和空泡

（或受抑），缺乏成熟阶段的中性粒细胞，中性中幼粒细胞多见，可见原始粒细胞和早幼粒细胞，幼粒细胞可伴有退行性变。红细胞系和巨核细胞系多正常，淋巴细胞、浆细胞可相对增加（图 9-2，图 9-3）。

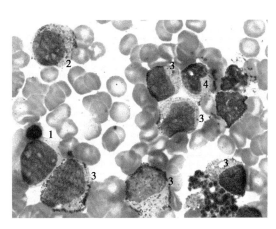

图 9-2 中性粒细胞减少症骨髓象
1. 原始粒细胞；2. 早幼粒细胞；3. 中性中幼粒细胞；4. 中性晚幼粒细胞

125

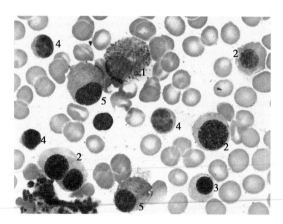

图9-3　中性粒细胞减少症骨髓象
1. 嗜酸性中幼粒细胞;2. 中幼红细胞;3. 晚幼红细胞;4. 淋巴细胞;5. 浆细胞

第二节　类白血病反应

　　类白血病反应(leukemoid reaction,LR)是指机体受某些刺激因素激发后,造血组织所产生的类似白血病表现的血象反应。按细胞类型,类白血病反应可分为:①中性粒细胞型:临床最常见,WBC计数可达(30~50)×10⁹/L,中性粒细胞显著增多伴核左移,可有中性中晚幼粒、早幼粒、甚至原始粒细胞出现(常<10%)。中性粒细胞常出现中毒性颗粒、核固缩、玻璃样变性和空泡等中毒改变。②淋巴细胞型:WBC计数常为(20~30)×10⁹/L,也有大于50×10⁹/L者。淋巴细胞大于40%,其中多数为成熟淋巴细胞,偶见幼稚淋巴细胞和异形淋巴细胞,原淋巴细胞增多不明显(可与ALL相鉴别)。③嗜酸性粒细胞型:WBC计数大于20×10⁹/L,嗜酸性粒细胞大于20%,可高达90%以上,但基本上均为成熟型嗜酸性粒细胞。④单核细胞型:WBC计数常在(30~50)×10⁹/L,其中单核细胞常大于30%,偶见幼稚单核细胞。⑤红白血病型:WBC计数总高,常大于50×10⁹/L,并出现幼红幼粒细胞。⑥白细胞不增高型:是指少数类白病人,WBC计数小于10×10⁹/L,而外周血出现较多的幼稚细胞者。对这类病人均须作骨髓检查,以排除相应细胞类型的急性白血病。

　　1. 血象　RBC计数和HGB浓度均无明显变化。WBC计数多显著增加,常大于50×10⁹/L,根据类白血病反应类型的不同分别可见相应细胞数量的增加及质的改变,如胞质中出现中毒颗粒、空泡、胞核固缩、分裂异常等(图9-4~图9-7)。血小板计数正常或增多。

　　2. 骨髓象　骨髓增生活跃或明显活跃。不同类型的类白血病反应分别可见相应类型细胞数量的增加及质的改变,如胞质中出现中毒颗粒、空泡等。少数病人原始和幼稚细胞增多,但形态正常(图9-8)。红细胞系和巨核细胞系通常无明显异常。

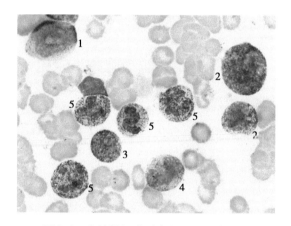

图9-4　中性粒细胞型类白血病反应血象
1. 早幼粒细胞;2. 中性中幼粒细胞;3. 中性晚幼粒细胞;4. 中性杆状核粒细胞;5. 中性分叶核粒细胞。部分粒细胞内含有中毒颗粒

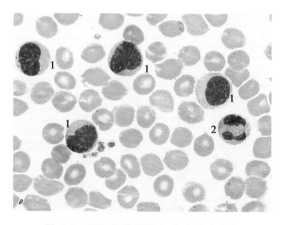

图9-5　淋巴细胞型类白血病反应血象
1. 淋巴细胞;2. 中性分叶核粒细胞

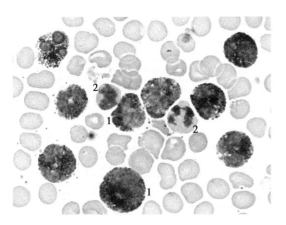

图 9-6 嗜酸性粒细胞型类白血病反应血象
1. 嗜酸性晚幼粒细胞；2. 中性分叶核粒细胞。
其他均为成熟嗜酸性粒细胞

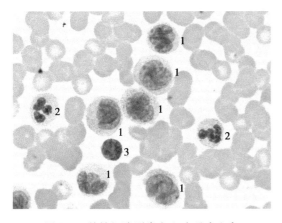

图 9-7 单核细胞型类白血病反应血象
1. 单核细胞；2. 中性分叶核粒细胞；3. 淋巴细胞

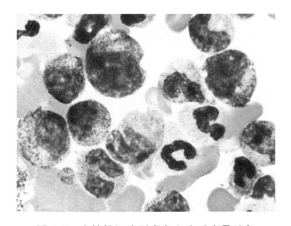

图 9-8 中性粒细胞型类白血病反应骨髓象

3. 细胞化学染色 中性粒细胞型类白血病反应 NAP 阳性率及积分明显增高（图 9-9）。

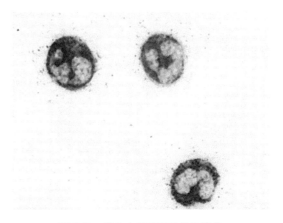

图 9-9 类白血病反应 NAP 染色
NAP 染色阳性率和积分明显增高

第三节 传染性"单个核细胞"增多症

传染性"单个核细胞"增多症（infectious mononucleosis，IM），简称"传单"，是一种由 EB 病毒感染所致淋巴细胞良性增生的急性或亚急性传染病。本病好发于青少年，以 15~30 岁的年龄为多，6 岁以下多呈隐性感染，主要经口的密切接触或飞沫传播，以不规则发热、咽峡炎、淋巴结肿大及肝、脾大为主要临床表现。

1. 血象 RBC 计数、HGB 浓度、血小板计数多正常。WBC 计数正常或增高，少数病人可减低。病程早期中性粒细胞增多，很快转变成淋巴细胞为主，占 60%~90%，并伴有异型淋巴细胞（T 淋巴细胞占 83%~96%，而 B 淋巴细胞占 4%~7%）。异型淋巴细胞常于疾病第 4、5 天开始出现，第 7~10 天达高峰，大多大于 10%。Downey 将异型淋巴细胞分为以下三型：

（1） I 型（泡沫型或浆细胞型）：胞体比普通淋巴细胞稍大；核偏位，呈椭圆、肾形或分叶形，染色质粗糙，呈粗网状或小块状不规则排列;胞质丰富、呈深蓝色,无颗粒或有少数细小的嗜天青颗粒,含有大小不等的空泡呈泡沫状(图9-10,图9-11)。

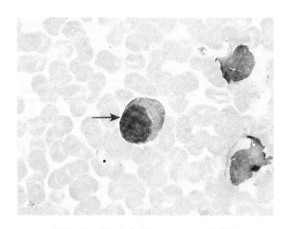

图9-10　IM血象(Downey Ⅰ型,箭)

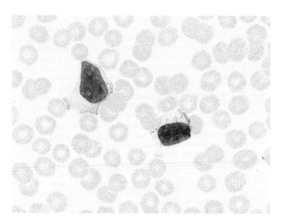

图9-12　IM血象(Downey Ⅱ型)

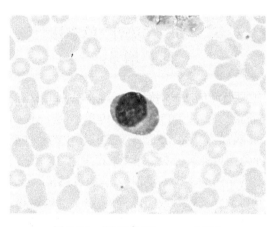

图9-11　IM血象(Downey Ⅰ型)

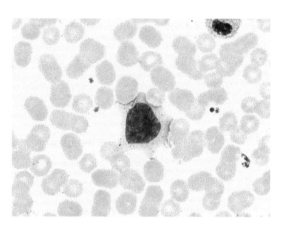

图9-13　IM血象(Downey Ⅱ型)

（2）Ⅱ型(不规则型或单核细胞样型):胞体较Ⅰ型大,形态不规则(似单核细胞);胞核呈圆形、椭圆形或不规则型,核染色质较Ⅰ型细致呈网状;胞质丰富,着色不均,呈蓝色或灰蓝色,靠近边缘处较深染且不整齐,无空泡,可有少量嗜苯胺蓝颗粒(图9-12,图9-13)。

（3）Ⅲ型(幼稚型或幼淋巴细胞样型):与Ⅰ型相似,但胞体较大,直径15~18μm;核圆形或椭圆形,染色质细致、均匀,呈细网状,可见1~2个核仁;胞质较丰富、呈深蓝色,一般无颗粒,有时见少许小空泡(图9-14,图9-15)。

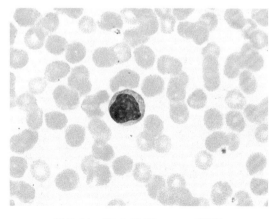

图9-14　IM血象(Downey Ⅲ型)

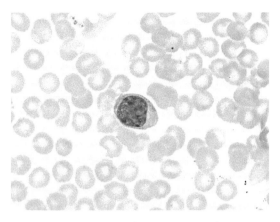

图 9-15　IM 血象（Downey Ⅲ型）

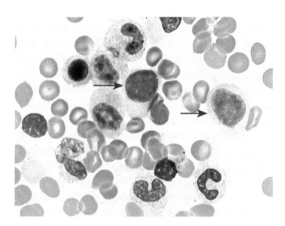

图 9-16　IM 骨髓象
箭示 Downey Ⅲ型异形淋巴细胞

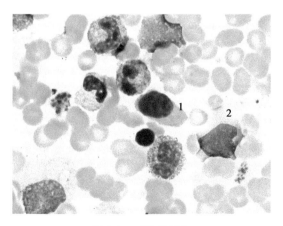

图 9-17　IM 骨髓象
1. Downey Ⅲ型异形淋巴细胞；2. Downey Ⅱ型异
形淋巴细胞

2. 骨髓象　骨髓象多无明显改变，淋巴细胞正常或增多，可见少量异形淋巴细胞（不及血片多），组织细胞可增多（图 9-16~图 9-18）。

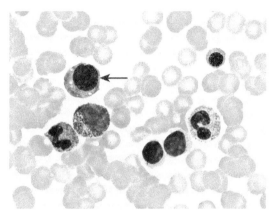

图 9-18　IM 骨髓象
箭示 Downey Ⅰ型异形淋巴细胞

第四节　类脂质沉积病

类脂质沉积病（lipoid storage disease）是一组较为罕见的类脂质代谢紊乱的遗传性疾病，大多是由溶酶体中参与类脂质代谢的酶不同程度的缺乏引起。该类酶的缺乏导致鞘磷脂类不被分解而以多种神经酰胺衍生物沉积于肝、脾、淋巴结、骨髓等全身各组织而引起病变，大多有肝、脾大，中枢神经系统症状及视网膜病变。病人多为儿童，少数至青春期后症状才明显，相对多见的疾病有戈谢病和尼曼-匹克病。

一、戈谢病

戈谢病（Gaucher disease）又称为葡萄糖脑苷脂病，由 β-葡萄糖脑苷脂酶减少或缺乏导致葡萄糖脑苷脂不被分解，而沉积在单核-巨噬细胞内形成巨大的戈谢细胞而引起，属常染色体隐性遗传。临床有肝脾进行性肿大、脾功能亢进，淋巴结肿大，骨关节受累和病理性骨折，眼球运动失调、斜视等表现。本病临床上可分三型，即成人型（慢性型）、婴儿型（急性型）和幼年型（亚急性型），其中成人型最常见。

1. 血象　RBC 计数、HGB 浓度均正常或轻度减少,贫血呈正细胞正色素性,可有网织红细胞计数增高。WBC 计数不定,一般正常,可减少或轻微增高,淋巴细胞相对增加,血片中偶见戈谢细胞(图 9-19)。血小板常计数减低。

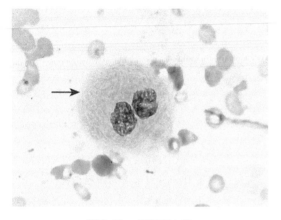

图 9-19　戈谢病血象
箭示双核戈谢细胞

2. 骨髓象　骨髓增生活跃或明显活跃(图 9-20)。粒系、红系均正常,骨髓的特征性表现是有数量不等的戈谢细胞,可达 10%以上,其特征是:胞体巨大,直径 20~100μm,呈圆形、椭圆形或不规则形;胞核较小、偏位,1~3 个,呈圆或椭圆形,偶见核仁。染色质粗糙,副染色质明显;胞质量多,呈淡蓝色,无空泡,含有许多与细胞长轴平行的波纹状结

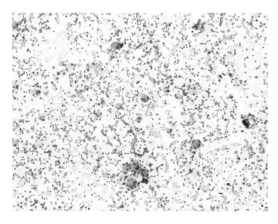

图 9-20　戈谢病骨髓象(×100)
骨髓有核细胞增生明显活跃,可见大量戈谢细胞

构(洋葱皮样或蜘蛛网状)(图 9-21,图 9-22)。巨核系细胞常减少。

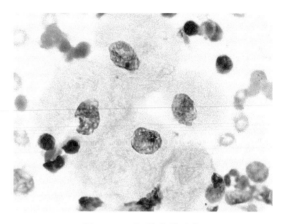

图 9-21　戈谢病骨髓象
图片中央可见 5 个戈谢细胞,成堆排列

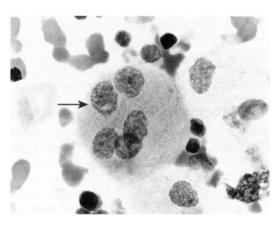

图 9-22　戈谢病骨髓象
箭示一 5 个细胞核的巨大戈谢细胞

3. 细胞化学染色　戈谢细胞 PAS、ACP 染色呈阳性或强阳性。

二、尼曼-匹克病

尼曼-匹克病(Niemann-Pick disease)又称为神经鞘磷脂病,是由于神经鞘磷脂酶显著减少,导致神经鞘磷脂不被分解而积聚于单核-巨噬细胞系统和其他组织的细胞中,形成体积巨大的尼曼-匹克细胞而引起,属常染色体隐性遗传性疾病。本病临床上可分三型,即 A 型(急性神经型)、B 型(慢性非神经型)、C 型(慢性神经型),其中 A 型最常见。

1. 血象 RBC 计数、HGB 浓度正常或轻度减少,贫血呈正细胞正色素性。WBC 计数不定,一般正常、可减少或轻微增高,淋巴细胞和单核细胞中可见空泡。血小板计数常减少。

2. 骨髓象 骨髓增生活跃或明显活跃(图 9-23)。粒系、红系均正常,骨髓的特征性表现是有数量不等的尼曼-匹克细胞,其特征是:胞体巨大,直径 20~90μm,呈圆形或不规则型;胞核较小、偏位,1~2 个,呈圆形或椭圆形,染色质粗糙浓染;胞质丰富,充满泡沫状神经鞘磷脂颗粒,使胞质呈泡沫状,故又称为"泡沫细胞"(图 9-24,图 9-25)。

3. 细胞化学染色 PAS 染色,尼曼-匹克细胞空泡壁呈弱阳性、空泡中心为阴性。ACP、MPO 染色均为阴性。

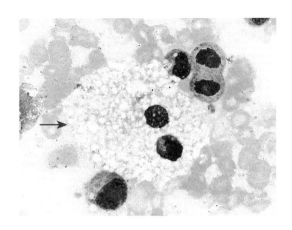

图 9-25 尼曼-匹克病骨髓象
箭示一双核尼曼-匹克细胞

第五节 噬血细胞综合征

噬血细胞综合征(hemophagocytic syndrome,HPS)又称嗜血细胞性淋巴组织细胞增多症(hemophagocytic lymphohistosytosis,HLH),是由不同原因导致的以过度炎症反应为特征的一组疾病。病人常急性发病、高热、肝脾大、进行性血细胞减少,临床上分为原发性和继发性两类。

1. 血象 两系或三系血细胞减少,以血小板计数减少最为明显。

2. 骨髓象 疾病早期骨髓增生活跃,嗜血现象不明显,常表现为反应性组织细胞增生(常>10%),巨噬细胞体积较大,胞质丰

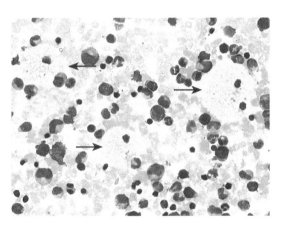

图 9-23 尼曼-匹克病骨髓象(×400)
骨髓增生活跃,箭示尼曼-匹克细胞

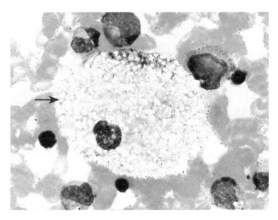

图 9-24 尼曼-匹克病骨髓象
箭示尼曼-匹克细胞

图 9-26 HPS 骨髓象(×100)
骨髓增生活跃

富,可见吞噬多个成熟红细胞、幼稚红细胞或血小板等嗜血现象。晚期骨髓增生减低,嗜血现象明显(图9-26~图9-30)。

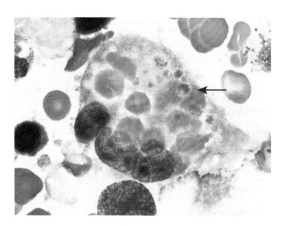

图 9-27　HPS 骨髓象
箭示巨噬细胞吞噬了大量红细胞和血小板

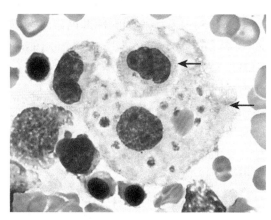

图 9-28　HPS 骨髓象
红箭示巨噬细胞吞噬了单核细胞(蓝箭)和大量血小板

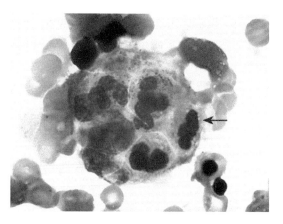

图 9-29　HPS 骨髓象
箭示巨噬细胞吞噬了粒细胞和红细胞

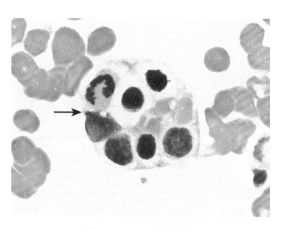

图 9-30　HPS 骨髓象
箭示巨噬细胞吞噬了粒细胞、红细胞和淋巴细胞

(张亚丽)

第十章

出血性疾病

出血性疾病(hemorrhagic disease)是由遗传性或获得性原因,导致机体止血、凝血活性减弱或纤溶活性增强,引起自发性或轻微外伤后出血难止的一类疾病。引起出血的因素主要有血管、血小板、凝血蛋白及抗凝蛋白的异常等。

第一节 免疫性血小板减少症

免疫性血小板减少症(immune thrombocytopenia,ITP),是一种常见的免疫性出血性疾病。病人血清或血小板表面产生抗血小板抗体,使血小板破坏过多、寿命缩短,并抑制巨核细胞的发育和成熟,引起广泛的皮肤黏膜及内脏出血。临床上 ITP 可分为急性和慢性两种类型,急性 ITP 多发于儿童,通常是由病毒感染引起,起病急骤,出血明显,但病程

呈自限性,多数病人在半年内自愈。慢性 ITP 多见于青壮年,女性居多,常无诱发因素,起病缓慢,出血轻微,病程长且反复发作。

1. 血象 RBC 计数、HGB 浓度一般正常,出血严重者可减低。WBC 计数一般正常,急性 ITP 常见嗜酸性粒细胞及淋巴细胞增多(图 10-1),血小板计数常小于 20×10^9/L,形态大致正常。慢性 ITP 血小板计数一般在$(30 \sim 80) \times 10^9$/L 之间,常见异形和大型血小板(图 10-2)。

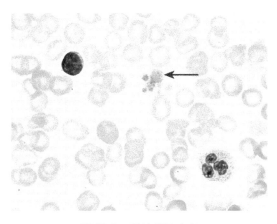

图 10-2 慢性 ITP 血象
箭示大血小板

2. 骨髓象 骨髓增生活跃或明显活跃(图 10-3)。巨核细胞系明显增生,以幼稚(急性 ITP)或颗粒型(慢性 ITP)巨核细胞增多为主,产板型巨核细胞减少。巨核细胞常有形态异常,如胞质量少,染色偏蓝、颗粒减少及空泡变性等,有时可见幼稚巨核细胞产生血小板现象(图 10-4~图 10-9)。粒系、红系、单核系细胞一般无明显异常,出血严重者红系可见缺铁样改变(图 10-10)。

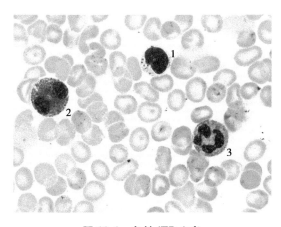

图 10-1 急性 ITP 血象
1. 淋巴细胞;2. 嗜酸性粒细胞;3. 中性分叶核粒细胞

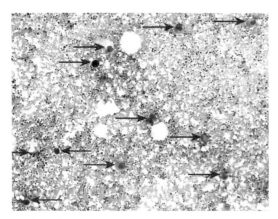

图 10-3　慢性 ITP 骨髓象（100×）
骨髓增生明显活跃，巨核细胞明显增多（箭）

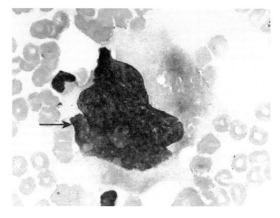

图 10-6　慢性 ITP 骨髓象
箭示颗粒型巨核细胞，胞质量少、颗粒减少且有空泡

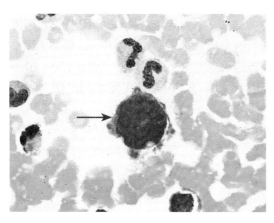

图 10-4　急性 ITP 骨髓象
箭示原始巨核细胞

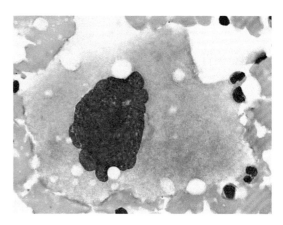

图 10-7　慢性 ITP 骨髓象
颗粒型巨核细胞，胞质中含有大量空泡

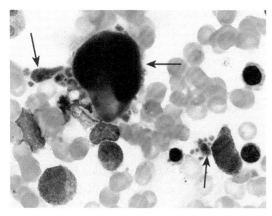

图 10-5　急性 ITP 骨髓象
红箭示幼稚巨核细胞，有产板现象；蓝箭示大血小板

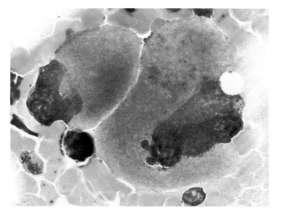

图 10-8　慢性 ITP 骨髓象
颗粒型巨核细胞，胞质呈蓝色，表现出核质发育不平衡

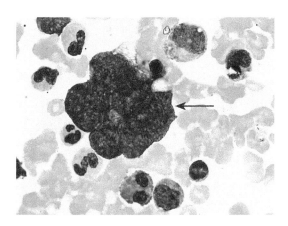

图 10-9 慢性 ITP 骨髓象
箭示裸核型巨核细胞,慢性 ITP 病人裸核型巨核细胞常增多

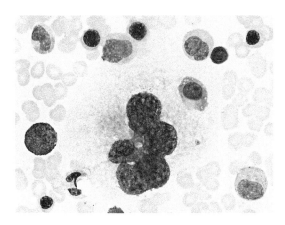

图 10-10 慢性 ITP 骨髓象
粒系、红系、单核系细胞均正常。颗粒型巨核细胞胞质呈蓝色,边缘区域颗粒明显减少

第二节 血栓性血小板
减少性紫癜

血栓性血小板减少性紫癜(thrombotic thrombocytopenic purpura,TTP)是由遗传或获得因素造成血管性血友病因子裂解酶(vWF-cleaving protease,vWF-CP)数量及质量异常,导致 vWF-CP 不能正常裂解大分子 vWF 多聚体,vWF 多聚体与血小板结合,促进血小板的黏附与聚集,增加它们在血管内的滞留,引起血管内广泛的微血栓形成,又称为微血管血栓-出血综合征。本病多见 10~40 岁的

青壮年女性,起病急骤,临床上常见发热、出血和溶血组成的"三联征",若伴有神经症状和肾损害,则构成本症典型的"五联征"。

1. **血象** 呈正细胞正色素性贫血,网织红细胞显著增高。可见有核红细胞、异形红细胞和红细胞碎片(正常人<1%)(图 10-11),碎片常呈盔形、新月形等。WBC 计数正常或增高伴中性粒细胞核左移现象。血小板计数减少,多数为(10~50)×10⁹/L,可见巨大血小板(图 10-12)。

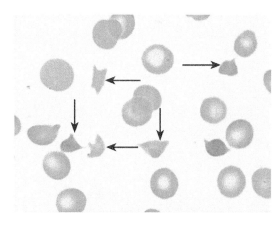

图 10-11 TTP 血象
箭示红细胞碎片

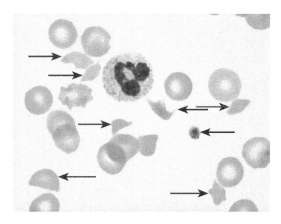

图 10-12 TTP 血象
红箭示红细胞碎片,蓝箭示大血小板

2. **骨髓象** 骨髓增生明显活跃(图 10-13)。红系细胞明显增生,各阶段幼红细胞形态均无明显异常,可见红细胞碎片。粒系细胞增生正常,巨核细胞数量正常或增多,若

增多常以幼稚型巨核细胞为主(图 10-14,图 10-15)。

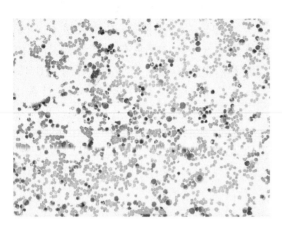

图 10-13 TTP 骨髓象(×100)
骨髓增生明显活跃

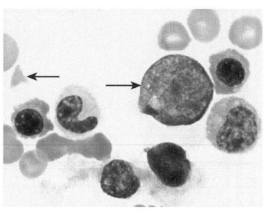

图 10-15 TTP 骨髓象
红箭示原始红细胞,蓝箭示红细胞碎片

(张亚丽)

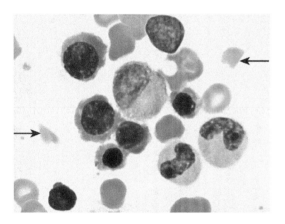

图 10-14 TTP 骨髓象
红系增生活跃,可见红细胞碎片(箭)

参考文献

1. 夏薇,陈婷梅.临床血液学检验技术.北京:人民卫生出版社,2015.

2. 张之楠,郝玉书,赵永强.血液病学.2 版.北京:人民卫生出版社,2013.

3. 邓家栋,杨崇礼,杨天楹.邓家栋临床血液学.上海:上海科学技术出版社,2013.

4. 沈悌,赵永强.血液病诊断及疗效标准.4 版.北京:科学出版社,2018.

5. DOUGLAS C. TKACHUK,JAN V. HIRSCHMANN.临床血液病学图谱.北京:人民卫生出版社.2010.

6. A. VICTOR HOFFBRAND,JOHN E. PETTIT,PARESH VYAS.临床血液学图谱.4 版.任汉云,译.北京:北京大学医学出版社.2013.

7. MARSHALL A. LICHTMAN,KENNETH KAUSHANSKY,THOMAS J. KIPPS,et al. WILLIAMS HEMATLOOGY. 8th Edition. New York:McGraw-Hill Companies. Inc,2011.

8. DANIEL A. ARBER,ATTILIO ORAZI,ROBERT HASSERJIAN,et al. 2016. The 2016 revision to the World Health Organization classification of myeloid neoplasms and acute leukemia. Blood,127 (20):2391-2405.

中英文名词对照索引